がんの壁

60代・70代・80代で乗り越える

佐藤典宏
（がん専門医・外科医）

飛鳥新社

はじめに　「もう年だから」と治療をあきらめなくてもいい

この本を手に取ってくださったあなたは、おそらく、高齢でがんを告知されたご本人、または、高齢のがん患者さんのご家族でしょうか。

がんの告知を受けた高齢者は、さまざまな「壁」にぶつかります。

それは、心理的な壁、持病の壁、体力の壁、栄養の壁、認知機能の壁、社会的な壁、あるいは、医師や家族とのコミュニケーションの壁かもしれません。

こういった**「がんの壁」を越えられるかどうかで、治療がうまくいくかどうか、治療後に普通の生活に戻れるかどうか、そして、幸せな老後が送れるかどうかが決まります。**

私はそんな数々の壁を乗り越えていただきたいと考えて、本書を書きました。

一方で、高齢の方ががんを宣告されると、いろいろな気持ちがわき起こります。

健康には自信があったのに、どうしてがんになってしまったのか。
もう年だから治療をあきらめるべきか。
病院はどうやって選べばよいのか。
体力の衰えを感じるが、はたして治療に耐えられるのか。
何もしないという選択肢はあるのか。
何か自分でできることはあるのか。
あとどのくらい生きられるのか。
残された時間を有意義に過ごすにはどうしたらよいか。

心の中に、いろいろな疑問、葛藤、悩み、苦しみ、不安が渦巻いていらっしゃることでしょう。

日本における急速な高齢化にともない、高齢のがん患者さんが増加しています。

現在、がんと診断される患者さんは年間でおよそ100万人と推計されていますが、このうち75万人が65歳以上です（2019年国立がん研究センター調査）。

つまり、新たにがんと診断される4人に3人は高齢者というわけです。

2025年には、団塊の世代が75歳を超え、後期高齢者が急速に増加しますので、今後ますます高齢のがん患者さんが増えることは間違いありません。

私は、医学部を卒業後およそ30年にわたって外科医として働いています。

もうすこしだけ経歴を述べますと、医学部卒業後、2001年から米国ジョンズ・ホプキンズ大学医学部に留学し、がんの分子生物学を研究。その後、1000例以上の外科手術を経験し、日本外科学会、日本消化器外科学会専門医・指導医、がん治療認定医の資格を取得しました。

今はがん患者さんに役立つ情報を提供するため、**『がん』をあきらめない人の情**

報ブログ」、ユーチューブ「がん情報チャンネル・外科医 佐藤のりひろ」を開設しています（２０２３年6月時点で、登録者数10万人突破）。

がん専門医として、これまで多くのがん患者さんを診察し、手術を担当してきましたが、ここ10年は高齢のがん患者さんが急増していることを肌で感じています。

たとえば１９９０年代は、がんの手術を受けるために外科病棟に入院している患者さんは60代が上限でした。ところが**今は70〜80代の患者さんが大部分を占めます。中には90歳以上のがん患者さんもいらっしゃいます。**

このように、高齢のがん患者さんが増え続けているにもかかわらず、その特徴や問題点を明らかにする研究や議論は少ないのが現状です。

高齢者のがんを研究する「老年腫瘍学（ろうねんしゅようがく）」に取り組む医師や研究者もいまだに不足しています。

このため、日本では、医師のあいだでも「高齢者のがん」についての理解が不十分であり、提供される医療やケアは決して満足のいくものではありません。同時に、「高齢者ががんになったらどうすべきか」という患者さん向けの指針や情報もありません。

がんと診断され、どうしたらよいかわからず、途方に暮れる高齢者をたくさん見てきました。これが、本書を書こうと思ったきっかけです。

高齢のがん患者さんの中には、「もう年だから」と治療をあきらめてしまったり、手術など積極的ながん治療を望まない人がいらっしゃいます。

または、医師が、患者さんが高齢という理由だけで、「積極的な治療をしない（無治療）」という選択を押しつけることがあります。

たとえば、「もう年だから治療はできません」「危ないから治療はやめときましょう」といった具合です。

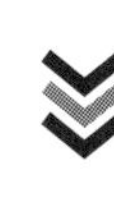

医学の進歩で高齢者にも安全な治療が増えてきた

もちろん高齢者では、若い人に比べて体力や臓器の機能が低下していることが多いため、通常のがん治療ができないこともあります。

ただ、**だからといって全員があきらめる必要はありません。**

最近では、医学の進歩によって、高齢のがん患者さんに対しても比較的安全に治療できる方法が増えてきました。

とくに**手術の分野では大きな変化**がありました。

がんの手術といえば、以前はお腹や胸を大きく切開することが当たりまえでした。

当然、傷が大きいために体への負担は大きく、回復に時間がかかり、手術後に合併症（手術にともなう望ましくない病状）や後遺症が起こることも少なくありませんでした。

ところが最近では、小さな切開創（穴）からカメラを挿入して行う**「体に負担の少ない手術」**が普及しています。

従来の手術に比べて傷が小さく、回復も早いので、高齢者に対してもより安全に行えます。

実際に、80代でも元気ながん患者さんには、きちんと治療の妥当性やリスクをわかってもらったうえで、このような体に負担の少ない手術を選択しています。

治療がうまくいって以前の日常生活に戻り、趣味や家族との時間を楽しんでいる高齢のがん患者さんも増えています。

80歳で胃がんと診断され、腹腔鏡手術という、小さな傷で済む、胃の切除手術を受けた女性は、手術から10年が経過して90歳になりましたが、いまだに毎日、家族のために食事をつくっています。

一方で、たとえ治療ができたとしても、期待した効果が得られないことや、治療のメリットよりもデメリットのほうが大きくなることもあります。

ときに、がんの治療が原因で寝たきりになることもありますし、最悪の場合は死に至るケースもあります。

そうならないようにどうしたらよいかを本書に書きました。

高齢者のがんに対する治療方針の決定では、たんに「がんが治るかどうか」だけでなく、患者さんの日常生活のパターン、体力、持病、生活スタイル、経済状況、家族構成といったさまざまなことを含めて慎重に判断しなければいけません。

また、患者さん自身が後悔しないためにも、医師や家族の言いなりになるのではなく、理想の生き方や価値観を尊重してほしいと思います。

同時に、がん治療後の時間を有意義に過ごすためには、**運動や食事の工夫、心の平穏を保つ方法など自分自身でできること（セルフケア）**を積極的に取り入れるべ

きです。

本書では、高齢のがん患者さんを取り巻くさまざまな問題を提示して、その解決策を述べようと思います。

どうやって病院や治療法を選ぶべきか、治療を安全に受けるにはどうすべきか、治療後の生活で気をつけることは、といった問題について、私の長年の経験および医学的データをもとに解説します。

とはいえ、高齢者のがんへの向き合い方は千差万別です。

つまり、正解はありませんので、ひとつの参考としてお読みいただければと思います。

がんの告知を受けて落ち込んでいらっしゃる高齢の方、または、高齢のご家族ががんと診断されて不安な方に、すこしでも明るい未来が訪れることを心より願っております。

目次

第2章 治療の壁

高齢のがん患者さんに対する治療はここまで変わった！

第3章 食事・運動・心の壁

セルフケアで死亡リスクは減る！

第4章 終活の壁

病いを受け入れると人生が充実する

終章 高齢者のがんの真実

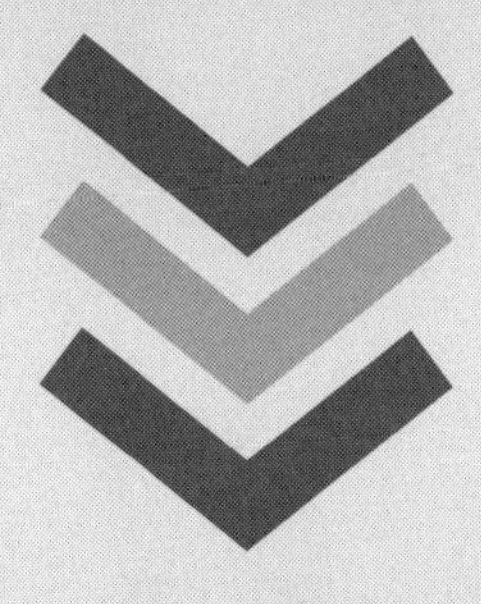

第1章

告知の壁

60・70・80代で「がん」と告知されたら

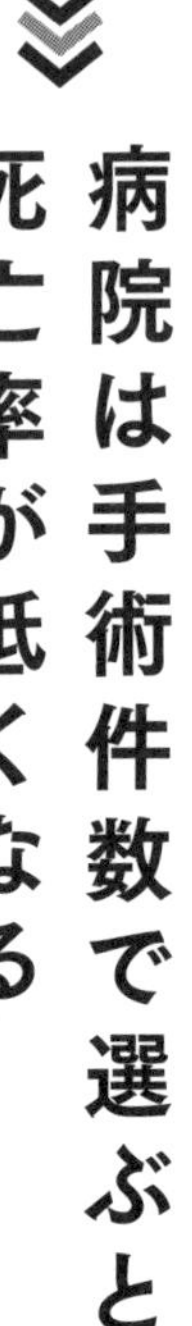

病院は手術件数で選ぶと死亡率が低くなる

がんになったとき、**「どの病院を選ぶか」**という選択は、治療成績（術後の生存率）だけでなく、その後の生活の質を左右するうえで最も重要なポイントといえます。

2022年、「早期がんの生存率に格差」というニュースが報道されました。日本経済新聞の病院実力調査で、全国の病院における肺、胃、大腸、乳房、肝臓の5大がんの生存率を調査したところ、患者の平均年齢が同じでも、病院によって10ポイント（10％）以上の開きがあったということです。つまり、**病院間でがんの治療成績に格差がある**ことが浮き彫りになったわけです。

がんの診断・治療のための理想の病院選びについて、2つの重要なポイントをあげます。

1. 治療実績がある病院を選ぶ

まずは、できるだけ**治療実績がある病院**を選ぶことです。

一般的に、どんなことでも「数（または量）をこなせば上達する」といわれますが、がんの治療についても同じことがいえます。

医学用語で、手術件数が多い病院を「ハイボリュームセンター（high volume center）」、逆に少ない病院を「ローボリュームセンター（low volume center）」といいますが、**ハイボリュームセンターで手術を受けたほうが、術後の合併症（手術にともなう望ましくない病状）や死亡率が少ない**ことが多くの研究で示されています。

たとえば、東京大学病院外科の研究チームが、全国の800以上の病院で膵頭（すいとう）

十二指腸切除術という比較的大きな手術を受けた1万人以上の患者さんについて、病院の年間の手術件数と、手術による死亡率、入院期間、医療費についての関係を調査しました。

その結果、**入院中の死亡率は、手術件数が年間8例未満の病院（ローボリュームセンター）では5・0％と高かったのに対し、年間29例以上の病院（ハイボリュームセンター）では1・4％と低くなっていました。**

さらに、**ハイボリュームセンターでは患者さんの入院期間も短く、入院中にかかったすべての医療費も安かった**とのことです。

また、先ほど述べた通り、病院の手術件数は、手術後の長期の生存率にも影響することがわかっています。

実際に、日本の複数の病院における手術件数とがん手術後の生存期間の関係についての研究では、膵臓（すいぞう）がんの手術を受けた患者さんの3年後の生存率は、年間の膵臓がんの手術件数が多いハイボリュームセンターで最も高く、手術件数が少ないローボリュームセンターで最も低くなっていました。

極端にいうと、**たくさん手術をしている病院で手術を受けたほうが、長生きする**可能性が高いということです。

こうした治療実績については、インターネットの病院ランキングや手術症例数が多い病院を掲載した本・雑誌などで調べられます。

いろいろな雑誌に「手術数でわかるいい病院」、「病院の実力」や「病院ランキング」といった特集号がありますので、最新のものを見るのがいいと思います。

たとえば、**「カルー」**というサイトの「治療実績」というページ（https://caloo.jp/achievements/）では、おもながんについて、病院別の治療件数を調べることができます。

また最近では、多くの病院が、がんの手術例数や治療成績（術後の生存率など）についてホームページに掲載していますから、比較してみるのもいいと思います。一般的に、大学病院やがんセンターなどには、がんの患者さんが集まる傾向がありますので、おのずと治療件数が多くなります。

また、それぞれの地域によって決まっている**「がん診療連携拠点病院」**であれば、ある程度は信頼できるといえます。ただ、がん診療連携拠点病院といっても、すべての種類のがんの治療を得意とするわけではありません。病院によって専門性が異なり、特定の臓器のがん治療をたくさん手がけていることもありますので、注意が必要です。

ですので、まずは、自分と同じ種類のがんの治療をたくさん行っている「ハイボリュームセンター」を調べて、候補にあげることが重要です。

2. 自宅から通える範囲の病院を選ぶ

次に重要なのは、自宅から通える範囲の病院を選ぶことです。

がんの治療は、通常、一度の通院や入院で終わることはありません。

たとえ手術でがんを取り除いたとしても、その後5年間くらいは定期的に外来に通い、治療や検査を受ける必要が出てきます。また、調子が悪くなったときに緊急で受診することもあるかもしれません。

高齢のがん患者さんの場合、いくら設備が整っている大きな病院とはいえ、遠すぎては通院が負担となるかもしれません。

ですので、**できるだけ自宅から近い病院を選ぶほうが便利**です。

とくに、高齢のがん患者さんの場合、家族に送ってもらう機会が増えますので、その場合にも家族の負担が減ります。

ただし、例外として、高度の技術を要する専門性の高い手術や、限られた施設でのみ対応している特殊な治療（たとえば粒子線治療など）は、遠くの病院でしか受けられないことがあります。

この場合でも、できるだけ自宅の近くに、ある程度の大きさの病院（総合病院など）を確保しておくことをオススメします。最低一度は受診し、カルテをつくっておくといいでしょう。

これは、緊急に受診しなくてはいけない場合、遠くの病院ではすぐに受診できませんので、対応してもらえる病院が必要だからです。

以上、がんの治療でベストの病院選びで重要な2つのポイントは、**「できるだけ治療実績があって、自宅から通える範囲の病院を選ぶ」**ことです。

がんは情報戦。最新情報を手に入れる方法

がんは情報戦といいます。

医学の進歩とともに、より効果的で体に負担の少ない治療法が次々と登場し、がん治療の選択肢は増えています。

当然ですが、**どの治療を選ぶかによって生存率（治療経過）が変わってきますし、ときには生死が分かれることもあります。**

ですから、自分にとって最良の治療法を選択するうえで、信頼できる情報を幅広く集めることが大切です。

正しいがん情報を集めるためには、主治医の意見をもとに、「**ガイドライン**（がんの種類別に学会や専門家がまとめた診療指針）」や信頼できるウェブサイトの情報をう

まく活用することです。

まず**参考にしてほしいのは「ガイドライン」**です。ガイドラインには、がんのできた部位、ステージなどに応じて、推奨される標準治療が載っています。

現在、日本ではほとんどのがんについて、ガイドラインがあり、書籍として販売されています。一般的に、ガイドラインは医師向けですが、がんの種類によっては患者さん向けのガイドラインもありますので、そちらを利用するのもいいでしょう。

たとえば、以下のものがあります。

- 『患者さんのための大腸癌治療ガイドライン　2022年版』
- 『患者さんのための肺がんガイドブック　2021年版』
- 『患者・市民・医療者をつなぐ　膵がん診療ガイドライン2019の解説　第3

版』（いずれも金原出版）

他にも大きい書店やネットなどで調べてみましょう。

がん専門医がオススメ。信頼できる5つのがん情報サイトはここだ！

次にインターネットです。

実際に多くのがん患者さんやご家族がインターネットを利用してがんの情報を集めています。一方で、ネット上にあふれるがんについての情報は、まさに玉石混淆（ぎょくせきこんこう）であり、信頼に値する正確な情報を発信しているウェブサイトは少ないのが現状です。

ネットから正確な情報を集めるためには、まずは公的な機関（国の機関や大手の製薬会社など）が運営している信頼できるウェブサイト（例：がん情報サービス）にアクセスすることです。

私がオススメする信頼できるがん情報サイトを5つご紹介します。

1. がん情報サービス

https://ganjoho.jp/public/index.html

最も信頼できるサイトで、国立がん研究センターが運営しています。

がんについての用語の解説や、がんの部位別の診断・治療のまとめ、生存率に関するデータが網羅されています。

また、がんの相談窓口についての情報も充実しています。

がん患者さんの入門ウェブサイトとしてピッタリですので、まずは見てください。

2. がんを「知る」「学ぶ」「集う」

https://www.cancernet.jp

ＮＰＯ法人キャンサーネットジャパンが運営するサイトです。がんの情報に関する公開講座などのイベントや映像ライブラリー、無料の冊子、がん患者さんをサポートするプログラムなどが充実しています。

また「キャンサーチャンネル」というユーチューブのチャンネルも運営していて、さまざまながんについて専門家が解説した動画を見ることができます。

3．がんを学ぶ

https://ganclass.jp

ファイザー製薬が運営するがんの総合的な情報サイトです。「がんと診断されたら」「がんの治療」「がんの副作用」「治療費と生活の支援制度」「がん治療のサポート」「がんの種類別情報」など、がん患者さんとご家族に役立つ情報が充実しています。

4. サバイバーシップ

https://survivorship.jp

静岡県立静岡がんセンターと大鵬薬品工業株式会社による「がんの患者さんの暮らしの改善に役立つ情報」を提供するサイトです。

とくに抗がん剤治療中の副作用対策や生活などについて、くわしく解説があります。

「抗がん剤・放射線治療と食事のくふう」のコーナーでは、がん患者さん向けのレシピも見られます。

5. オンコロ

https://oncolo.jp

3Hメディソリューション株式会社／3Hクリニカルトライアル株式会社が運営するがんの情報サイトです。

「がんと診断されたら知っておくべきこと」という一般的な情報も役に立ちますが、がんについての最新のニュースや臨床試験・治験の情報が充実しています。

以上5つをオススメしましたので、いくつか見てみてください。

がんについての最新の情報や臨床試験を探すときには便利だと思います。

なお、ネット上のがんに関する情報には、たくみに**民間療法の病院や高額なサプリメントなどの販売サイトへ誘導するウェブサイトもありますので、注意が必要です。**

とくに、極端な表現（たとえば、この治療法、サプリメント、食べものだけで末期がんが消えた、など）を使ったウェブサイトの情報に振り回されないようにしましょう。

また、高齢のがん患者さんは本に情報を求めることが多いのですが、これにも注意が必要です。がん関連の本の中には、役に立つものがある一方で、根拠のない治療をすすめる怪しいものがあります。

たとえば**「がんが消える食事」**といったタイトルの本はベストセラーになっていますが、食事の方法や特定の食べもの・飲みものでがんが治るというエビデンス（医学的根拠）はありません。

また、**「がん放置論」**など、標準治療や医療そのものを否定した内容の本もあります。本の著者が医師や医学博士、とくに大学病院の名誉教授といった権威がある人の場合、信じてしまうことが多いのですが、鵜呑（うの）みにせずに、まわりの人の意見も参考にして中立的な立場で判断することが大事です。

最近では、がん患者さんやがんサバイバー（がんを克服した人）が、ネット上でつながるＳＮＳ（ソーシャル・ネットワーキング・サービス）のコミュニティが増えてきています。

こういったコミュニティサイトでは、同じ種類のがん患者（サバイバー）さんと治療や日常生活について気軽に情報交換ができます。他のがん患者さんの意見や経験が役に立つことや、励みになることもあります。

一方で、医学的に間違った情報が伝わる可能性があること、特殊ながん治療（代替医療、民間療法など）、高額なサプリメントなどをすすめられるといったリスクもあります。

ですから、すべての意見や情報を鵜呑みにするのではなく、あくまでひとつの例として参考にするといったつきあい方が理想です。

高齢のがん患者さんに対する治療方針については、「どの治療が最適か」を決めるためのエビデンスが少なく、正直、私たち医師でもわからない場合があります。主治医が提案した治療法以外にもっとよい選択肢があるかもしれません。

ですから、**よりよい治療法を選ぶためには、自分でもがんの正しい情報を集めることが重要です。**

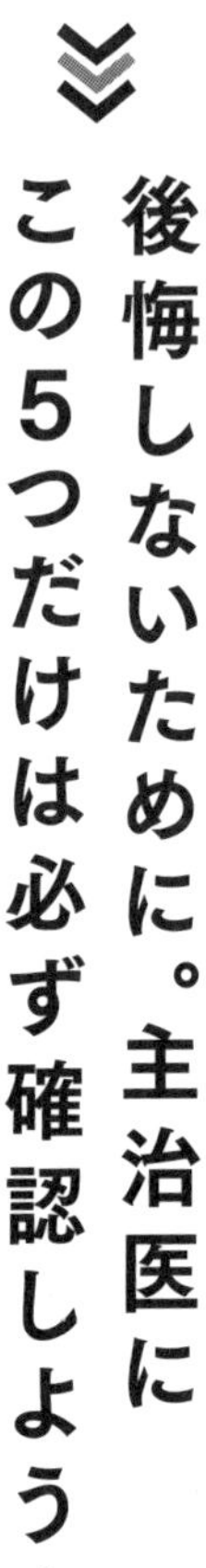

後悔しないために。主治医に この5つだけは必ず確認しよう！

がんの治療を受ける場合、**主治医との信頼関係**は最も大切なことのひとつです。

このためには、まず患者さん自身の考えや希望、そして不安に思っていることなどを主治医に率直に伝え、たくさん話し合うことが大切です。

また、**わからないことは遠慮せずに質問する**ことです。

私の経験では、高齢のがん患者さんは、遠慮して主治医にあまり質問しない人が多いようです。「こわいから聞きたくない」という人もいらっしゃるかもしれません。

しかし、**自分のがんのことを知らずに治療を受けても、うまくいかないことが多**

いですし、後悔するかもしれません。

まずは主治医から、現時点での診断と考えられる治療法についてくわしく説明してもらいましょう。

少なくとも、次の5つは必ず確認するようにしてください。

1. がんの部位および進行度（ステージ）

がんがどこの臓器のどの部位にあるのか、そして、どのくらい進行しているか（ステージ）を聞きます。

がんのステージは、腫瘍の大きさや広がり、リンパ節転移の有無、および遠くの臓器への転移の有無で決まります。ステージⅠが最も早い段階で、ステージⅣが最も進んだ段階です。

2. 主治医がすすめる治療法と代替案（それ以外の治療法）

主治医が最もすすめる治療法はどれか、また、なぜオススメなのかその理由を聞きましょう。

その治療法がガイドライン通りでなかったら、ガイドライン通りに治療を行わない理由を確認してください。また、主治医が最もすすめる治療以外の考えられる治療法（代替案）についても、何があるかを確認します。

3. 治療の目標（根治・延命・緩和）

がん治療の目標（ゴール）は、大きく分けて、**「根治（がんを完全になくしてしまうこと）」**、**「延命（がんの進行を抑え、できるだけ長生きすること）」**、そして、**「緩和（がんにともなう症状や苦痛をやわらげること）」**の3つがあります。

主治医に、治療の目標はこの3つのどれかを聞きましょう。また、最初は「根治」を目指していても途中から「延命」に切り替わるといった具合に、治療中に目標が変わることもありますので、主治医とつねに現時点での目標を共有しましょう。

4. 治療に伴うリスク（合併症・副作用・後遺症など）

がんの治療は、必ずリスクを伴います。手術であれば合併症や後遺症、抗がん剤や放射線治療では副作用や後遺症が出ることがあります。

ときには治療が原因で死につながることもあります。治療については効果だけでなく、こういったリスクについても、くわしく聞きましょう。

5. 治療が効かなかった場合の対応策

もし当初の治療法がうまくいかなかった場合、次の別の治療手段があるのかについても確認しておきましょう。

また、主治医の説明時は、必ず家族、とくに**キーパーソン（関係者の中で、意思決**

定や問題解決の要となる人物）に同席してもらいましょう。

とくに認知症や物忘れがある高齢のがん患者さんの場合、主治医の話を覚えていないこともしばしばです。家族に一緒に聞いてもらい、大切な情報を聞き漏らさないようにしましょう。

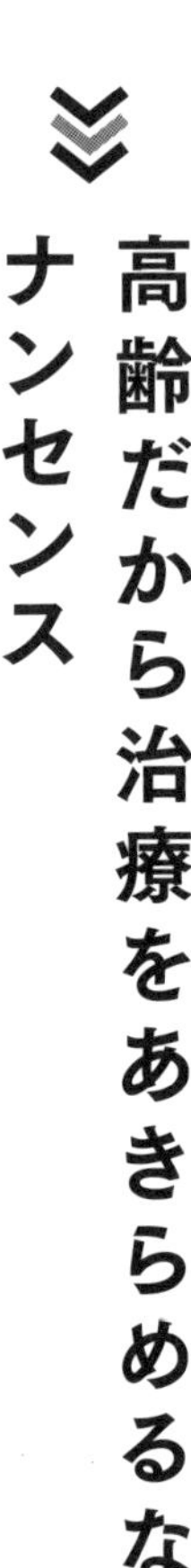

高齢だから治療をあきらめるなんてナンセンス

がんになった高齢者の中には、「もう年だから」と治療をあきらめてしまう人がいます。はたしてがんの治療に年齢制限はあるのでしょうか？

結論からいうと「この年齢以上はがん治療ができない」という決まりはありません。

ですから、極端な話、**90歳のがん患者さんでも、適応を慎重に検討したうえで条件を満たせば、治療を受けてもいいのです。**

「高齢だから」という理由だけで治療をあきらめる必要はありません。

高齢のがん患者さんの治療が可能かどうかを判断するときは、暦年齢ではなく、**「体の状態が治療に耐えられるか」**を重視します。

では、治療ができるがん患者さんの体の状態の最低限の条件とは何でしょうか？

まずは、患者さんの活動性（日常の生活動作）が保たれていることが大前提となります。つまり、ふだんの生活で元気に過ごし、自立しているということです。

医療現場では、がん患者さんの活動性を評価する指標として、アメリカの腫瘍学の団体のひとつであるＥＣＯＧ（Eastern Cooperative Oncology Group）が提唱した**パフォーマンス・ステータス**（Performance Status：ＰＳ）が使われています。

パフォーマンス・ステータスでは、患者さんの全身状態を日常生活動作のレベルに応じて0〜4の5段階で表し、「PS（ピーエス）0」などと呼びます。

次ページの表を見てください。

がんに対する積極的な治療が適応となる患者さんの基準は、PS0〜1です。

つまり、**「普通に歩くことができ、自分の身のまわりのことができる」**患者さんが治療の対象になります。

一方で、「PS2（身のまわりのことはできるが家事や事務作業ができない）」の患者さんでは治療の適応を慎重に判断すべきですし、「PS3（日中の50％以上をベッドか椅子で過ごす）」以上では積極的な治療は行わないことが一般的です。

また、手術に関しては、PSが高い（一般的には3以上の）がん患者さんほど、術後の合併症が増え、生存期間が短くなることが多くの研究から明らかとなっています。リスクが高すぎて全身麻酔がかけられない場合もあります。

患者の全身状態に応じた日常生活動作のレベル（PS）

PSのスコア	定義
0	全く問題なく活動できる。 発病前と同じ日常生活が制限なく行える。
1	肉体的に激しい活動は制限されるが、歩行可能で、軽作業や座っての作業は行うことができる。例：軽い家事、事務作業
2	歩行可能で自分の身のまわりのことはすべて可能だが作業はできない。日中の50%以上はベッド外で過ごす。
3	限られた自分の身のまわりのことしかできない。 日中の50%以上をベッドか椅子で過ごす。
4	全く動けない。自分の身のまわりのことは全くできない。 完全にベッドか椅子で過ごす。

出典:Common Toxicity Criteria Version2.0 Publish Date April 30, 1999
（JCOGホームページ http://www.jcog.jp/より引用）

ただ、たとえば手術を受ける予定の患者さんが、プレハビリテーション（102ページ参照）によって、手術までにPSが改善（たとえば、PS2が1に）した例もあります。

高齢者は、日常の活動性や体の機能が年齢相応の人、年齢よりも若い人などバラバラで、その人の個人差がとても大きいといわれています。

「高齢だから」という理由だけで治療をあきらめる必要はありません。

「普通に歩くことができ、自分の身のま

わりのことができる」高齢者であれば、治療を受けることを考えていいと思います。

ある80代の男性は、3度も違うがんの手術を受けましたが、今でも毎日1時間近く散歩するのが生きがいだそうです。

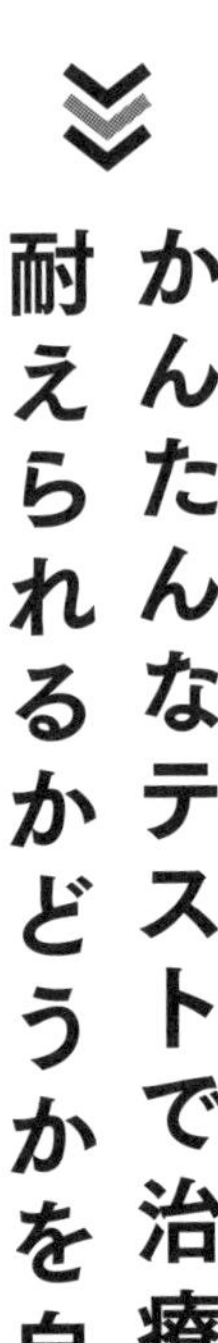

かんたんなテストで治療に耐えられるかどうかを自己判断！

高齢のがん患者さんに対して積極的な治療を考える場合、まずは、日常の活動性（PS）が0～1に保たれていることが前提条件というお話をしました。

ただ、このPSだけでは不十分ですので、もうすこしくわしい体や心の機能を評価しなければいけません。

そこで、臨床の現場でよく使われている**機能評価のテスト（G8）**を紹介します。

このG8は8項目の質問から構成されていて、基本的には自分で（または同居する家族によって）点数を出せます。

合計点数は0点から17点までで、高い点数がよりよい状態を表します。

G8には日常生活の活動性だけでなく、食事や栄養状態、持病（薬の服用状況）、精神状態などの評価も含まれていて、総合的に高齢のがん患者さんが治療に耐えられるかどうかを判断できます。

G8が15点以上の人は、高齢でも標準治療が行える可能性が高くなります。

一方で14点以下の人では機能低下が疑われるため、治療には慎重になるべきだと考えられます。14点以下の人は、積極的ながん治療は他の人よりもリスクが高いということを知っておいて、治療の選択をすべきだと思います。

比較的かんたんなテストですので、ご自分で（または同居するご家族に手伝ってもらって）採点してみてください。

体や心の機能評価テスト（G8）

質問項目	該当回答項目
過去3ヵ月間で食欲不振、消化器系の問題、そしゃく、嚥下（えんげ）困難などで食事量が減少しましたか	0：著しい食事量の減少／1：中等度の食事量の減少／2：食事量の減少なし
過去3ヵ月間で体重の減少はありましたか	0：3キロ以上の減少／1：わからない／2：1～3キロの減少／3：体重減少なし
自力で歩けますか	0：寝たきりまたは車椅子を常時使用／1：ベッドや車椅子を離れられるが、歩いて外出できない／2：自由に歩いて外出できる
神経・精神的問題の有無	0：高度の認知症またはうつ状態／1：中程度の認知障害／2：精神的問題なし
BMI値（体重〈キロ〉を身長〈メートル〉の2乗で割った値）	0：19未満／1：19以上21未満／2：21以上23未満／3：23以上
1日に4種類以上の処方薬を飲んでいますか	0：はい　1：いいえ
同年齢の人と比べて、自分の健康状態をどう思いますか	0：よくない／0.5：わからない／1：同じ／2：よい
年齢	0：86歳以上／1：80～85歳／2：80歳未満

合計点数（0～17）

JCOG高齢者研究委員会（http://www.jcog.jp/basic/org/committee/gsc.html）より引用

治療方針はちょいとワガママに決めていい

がんの治療方針は、医師や家族の意見を考慮したうえで、最終的に自分自身で決めることが肝要です。

がん告知のショックがさめやらぬ間に難しい選択をせまられる患者さんは、しばしば、医師や家族とのコミュニケーション不足から思考停止におちいってしまいます。そして、治療法の選択という重大な決定をまわりの人に「丸投げ」してしまうことがあります。

もちろん、それでうまくいけばいいのですが、思い通りの結果にならなかった場合、自分自身が後悔することになります。

高齢のがん患者さんがおちいりやすいのは、**「医師の言いなり」**または**「家族の言いなり」**になるパターンです。

まず最も多いのは、**「医師の言いなり」**になる患者さんです。

これは、主治医がすすめる治療法を、深く考えもせずに受け入れてしまうパターンです。ひと昔まえであれば、「先生におまかせします」という便利な言葉で、治療を医師に一任する患者さんが多くいました。

とくに高齢の患者さんの場合、医師の選択に無条件に従う傾向が強いと感じます。

しかし、「**インフォームドコンセント**（十分な説明を受けたうえでの同意）」または「**インフォームドチョイス**（十分な説明を受けたうえでの選択）」が普及した今、**もはや「おまかせ医療」は終わり、患者さん自身が責任をもって治療法を選ぶ時代**なのです。

とくに高齢のがん患者さんは、主治医に「ノー」といえない方が多いのですが、納得がいかない治療は拒否してもいいのです。

医師が決めた治療をイヤイヤ受けるのと、自分で納得して決めた治療を受けるのとでは、治療に対する姿勢もまったく違ってきますし、ひいては**治療効果にも影響**してきます。

次に多いパターンが、**「家族の言いなり」**です。

自分の意思ではなく、家族が決めた治療方針にだまって従う患者さんです。

家族の意見を参考にするのはいいのですが、最終的な治療の決定権が家族にあってはいけません。

なぜなら、実際に治療のリスクを背負うのは家族の誰でもなく、患者さん自身だからです。

もちろん、がんの治療には家族のサポートが必要ですし、家族を無視して自己中心的に決めろといっているわけではありません。

ただ、家族は患者さんと同様、がん治療のプロフェッショナルではありません。ときには、自分の感情や都合、または根拠のない思い込みで治療法を押しつけることもあります。ですので、家族や他人がどういおうと、あなた自身の気持ち、価値観を大事にして、納得のいく方法にしてください。

優等生になるより、すこしくらいワガママでいいのです。

他人本位ではなく、自分本位でいいのです。ですので、ご家族とよく話し合ったうえで、最終的には自分の意思で最適の治療法を決めてください。

もうひとつ、よくあるパターンは、先にも触れたように**「がんは食事療法だけで消える」**あるいは**「がんは放置しろ」**といった極論を唱える一部の医師の意見を盲信してしまうことです。

とくに高齢のがん患者さんの場合、主治医からがん治療のリスクを強調されることが多いため、**「体にやさしい楽な治療法」**といった謳(うた)い文句に飛びつきたくなります。

実際に、医師（国立大学の名誉教授など）が書いた「がんが消える〇〇」といったセンセーショナルなタイトルの本は、とてもよく売れています。

しかし、こういった本ですすめられる独自の治療法には、臨床試験などによるエビデンスがありません。

もちろん、がんの治療法についてはさまざまな意見があり、治療の効果よりも生活の質を重視して**「いっさいの治療を受けない」**という選択肢はあると思います。

ただ、その場合でも、主治医やご家族とよく相談してから決めていただきたいのです。

がんの治療で後悔しないためにも、まわりの人とコミュニケーションをとりながら、慎重に判断しましょう。

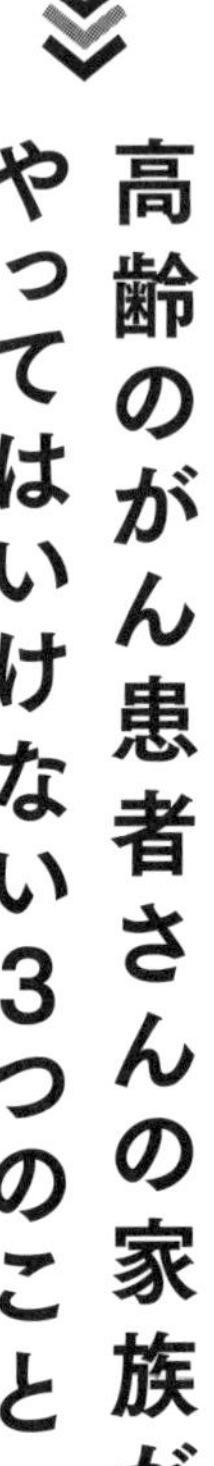

高齢のがん患者さんの家族がやってはいけない3つのこと

がんは、患者さんだけでなく、家族を含め、まわりの人にも大きな影響を与えます。高齢の家族ががんになった場合、患者さんと同じように、またはそれ以上に、いろいろな悩みや問題を抱えることになります。「家族のがんが治るためなら何でもしたい」という気持ちをもつことは当然ですが、一方で、そういう気持ちが空回りしたり、患者さんの負担になる可能性もあります。

高齢の家族ががんになったらやってはいけない3つのことについてお話しします。

まず一番目に、**「患者に代わって治療方針を決めてしまう」**ことです。

「もう年だから」または「ボケてきたので、きちんとした判断ができないだろうから」という理由で、患者さんの意思を無視して、家族が治療方針を決めてしまうことがあります。

意外に多いのは、本人は治療を嫌がっているのに、家族が「長生きしてもらいたい」という理由でムリやり受けさせるというケースです。

当然ですが、治療を受けるのは患者さん本人で、家族ではありません。治療の選択について家族の立場からサポートしたり、アドバイスしたりするのはいいですが、**最終的な決定は患者さんに委ねるべき**です。

患者さんに認知症があり、適切な判断ができないと考えられる場合には、主治医とよく相談したうえで、患者さんの意思決定をサポートしてください。

ただし、この際にも、家族の都合で決めるのではなく、患者さんの意思をできるだけ尊重し、ベストな選択になるように心がけましょう。

2番目は、患者さんに**「エビデンスのない治療（標準治療以外の方法）を押しつける」**ことです。

がんになると、親戚や友人、知人から、いろいろな治療法（多くは食事療法や民間療法）、健康食品やサプリメントなどをすすめられます。

代表的なものが、**高濃度ビタミンC療法、玄米菜食、サプリメント、葉っぱを使った温灸（おんきゅう）**などです。家族としては、どんな治療法でも試してもらいたいという気持ちでしょう。ただ、こういった民間療法や代替医療は効果がないばかりか、患者さんの負担になるケースもあります。

たとえば、四つ足の動物（牛肉や豚肉など）を食べることを禁止し、野菜ジュースを大量に飲む食事療法がありますが、高齢のがん患者さんではタンパク質などが不足して**栄養失調になる危険性**があります。

3番目は、**「患者さんの仕事や体を動かす機会をうばってしまう」**ことです。

家族ががんになると、「負担を減らす」という気持ちから、患者さんがしていたことを取り上げてしまう場合があります。たとえば、買い物や食事の準備など、身のまわりのことを代わりにやってあげようとするわけです。

患者さんをいたわることはもちろん大切です。けれども、これは、患者さんが体を動かす機会をうばうことになり、体力の低下や筋肉の量が減る原因となります。

とくに**高齢のがん患者さんは積極的に体を動かすべき**なのです。なので、がんになったとしても、患者さんが今までしていたことは、そのままやることが大事です。

また、患者さんが、家族のために自分も何か役に立つことで**「家族が自分を頼りにしている」**という気持ちをもつことができ、生きる力にもつながります。

ある70代の女性は胆管（たんかん）がんで手術を受け、5年経過しましたが、お孫さんの世話が生きがいになっています。

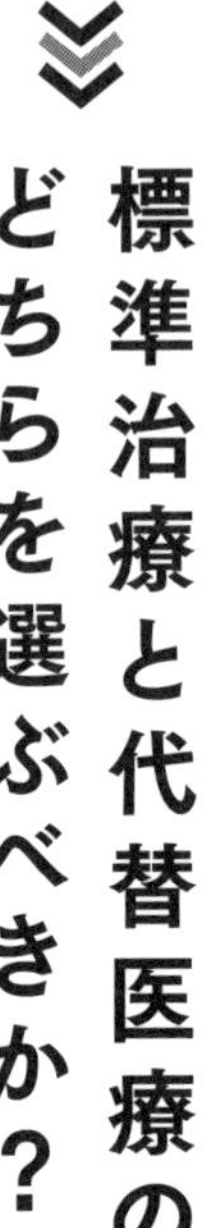

標準治療と代替医療のどちらを選ぶべきか？

一般的に、がん患者さんにはガイドラインに沿った**「標準治療」**がすすめられます（60ページ参照）。

がんの「標準治療」とは、エビデンスにもとづいて、その時点で最も効果が高いことが示された治療法のことです。

いわゆる三大治療と呼ばれる**「手術」「化学療法（抗がん剤）」「放射線治療」**、そして最近では一部の**「免疫療法（免疫チェックポイント阻害薬）」**も含まれます。

標準治療は、「さまざまな治療がある中での並レベルの治療」のように誤解されがちですが、そうではありません。標準治療は、実際の患者さんを対象とした臨床研究で国のお墨付きをもらった治療法であり、健康保険が適用されている治療です。

一方で、標準治療にも落とし穴があります。

標準治療の中には**高齢者に対する安全性や治療効果が十分に確認されていないものがある**ことです。

標準治療の安全性や効果を証明するための臨床試験などでは年齢制限があり、高齢者（たとえば80代以上）は対象に含まれていないことが多いからです。

非高齢者では有効性や安全性が確認されている標準治療でも、高齢者にとっては効果が期待できない（または、むしろ危険性が高い）可能性があります。

標準治療の中でもとくに注意しないといけないのは、**「手術」**です。

高齢のがん患者さんの場合、若い患者さんに比べて、手術による合併症、後遺症や死亡リスクが増えます。最悪の場合、治療がきっかけで寿命が短くなる可能性もあります。がんが取り除かれても、手術が原因で死期が早まったら意味がありません。

実際に、多くの研究によると、80歳以上の患者さんでは、若い患者さんに比べて、がんの手術後の死亡率は高くなります。

したがって、医師や病院によっては、がんの手術に年齢制限（たとえば、70代まで）を設けている場合もあります。

ただ、**「手術＝危ないからやめろ」という意味ではありません。**がんの根治（完全になくしてしまうこと）を目指す場合、手術がベストの治療法であることは間違いありません。

最近では、**手術による傷が小さく、体に負担が少ない手術が普及し、高齢のがん患者さんでも、比較的安全に手術を受けることができるようになりました。**

手術の適応、メリット・デメリットについては、患者さんひとりひとり違いますので、主治医とよく相談してください。

一方で、がんに対しては標準治療以外にも多くの選択肢があり、**「代替医療」**と呼ばれています。

「代替医療」とは、標準治療に置き換わるものとして、まだ標準治療とはみなされていない療法や関連製品を用いることをさします。

明確な言葉の定義はありませんが、標準治療と代替医療を併用した医療のことを「統合医療」または「補完代替医療」などと呼んでいます。

代替医療には、免疫療法（標準治療である免疫チェックポイント阻害薬を除く）、遺伝子治療、高濃度ビタミンC療法、サプリメント、ハーブ（漢方）、鍼灸マッサージ、運動療法、瞑想、ヨガ、音楽療法、イメージ療法など、さまざまな治療法があります。

代替医療は「副作用が（ほとんど）ない治療」、「体にやさしい治療」と謳われているため、リスクの高い標準治療を嫌う高齢のがん患者さんに好まれる傾向があります。しかしながら、標準治療が臨床試験で有効性が確認されたエビデンスに基づいた治療であるのに対して、代替医療はエビデンスが乏しい（つまり、効果が証明されていない）治療です。

実際に、主治医にすすめられた標準治療を拒否して、代替医療だけに頼った場合、死亡リスクが高くなるという報告もあります。

また、代替医療は保険適用外であり、自費診療になりますので、経済的な負担も大きくなります。

まずは主治医のすすめる標準治療のメリットとデメリットについてよく相談してください。

そのうえで、代替医療を受けること、または、治療をまったく受けないという選

択をすることは自由です。

いずれにしても、自分が納得できる選択をしてほしいと思います。

高齢の患者さんには過小治療と過剰治療のリスクあり

一高齢者のがん治療における問題点として、「過小治療」および「過剰治療」があります。

「過小治療」とは、本来ならば適応されるべき治療が施されないことです。

一方、**「過剰治療」とは、必要以上の治療がなされることです。**

高齢のがん患者さんは個人差がきわめて大きく、また医師のあいだでも判断基準にばらつきがあるため、つねに「過小治療」または「過剰治療」になる危険性があります。

がんの標準治療は、各臓器のがんの専門家が集まって作成した「診療ガイドライン」に従って行われます。

しかしながら、ガイドラインは高齢ではないがん患者さんを対象としていますので、

(55ページ参照)。

ですから、ガイドラインで推奨されている治療を高齢のがん患者さんにそのまま適応することはできません。

このため、**高齢のがん患者さんに提示される治療方針は、ガイドラインを参考にしつつも、最終的には医師の判断(裁量)に委ねられます。**

一般的に、医師は治療の適応を、年齢で判断する傾向があります。

そこで、「高齢」という理由だけで、高齢でない患者さんとは異なる治療法や、

積極的な治療をしない（無治療）という選択肢を示すことがあります。

たとえば、「もう年だから、（若い人には適応となる）治療はできません」といった説明です。

この場合、本来ならば適応されるべき治療が受けられない「過小治療」となり、生存率や生活の質の改善が期待できる治療のチャンスを失う場合もあります。

極端な話、早期（たとえばステージI）のがんで、体に負担の少ない手術で完全に切除できるケースで、「危ないから何もしない」という選択肢は「過小治療」と考えていいでしょう。

一方で、治療にともなうリスクや患者さんの「認容性（にんようせい）（治療にどれだけ耐え得るかの程度）」を無視して、体力が低下した高齢のがん患者さんに、高齢でない患者さんと同じような治療を行った場合には、「過剰治療」になる可能性があります。

この場合、治療の効果が得られないばかりか、治療の副作用などでむしろ生存率が悪くなることさえあります。

たとえば、高齢者の進行がんに対する集学的治療(しゅうがくてき)(体に負担が大きな手術や抗がん剤など複数の治療を組み合わせる方法)は、「過剰治療」といえます。

医師の判断が「過小治療」か「過剰治療」かを判断することは難しいのですが、まずは患者さん自身もガイドラインなどで確認することが必要です(26ページ参照)。

そのうえで、**「どういった根拠でその治療をすすめるのか」**について、医師にくわしく聞いてください。

医師が根拠を示すことができない場合、または、ただたんに「高齢だから」という理由で治療法を決めたのであれば、きちんと考えてくれていない可能性があります。

主治医の説明に納得がいかない場合には、「セカンドオピニオン」をとることも考えていいと思います。

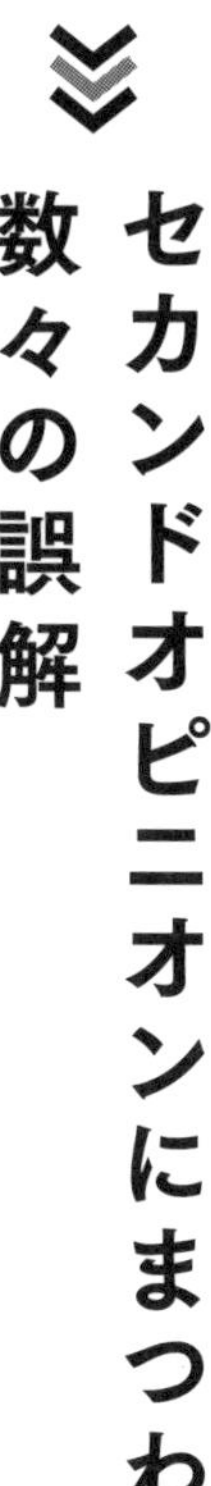

セカンドオピニオンにまつわる数々の誤解

がんの治療法について、主治医の説明に納得がいかない場合や、主治医とは別の医師の意見が聞きたいときは、セカンドオピニオンをとることを考えましょう。

セカンドオピニオンとは、病状や治療法に関して、担当医以外の医師に「第二の意見」を求めることです。最近では、全国の病院にセカンドオピニオン外来が普及し、患者さんが受診することはめずらしくありません。

とくに高齢のがん患者さんの治療方針については、医師によって意見が異なることが多いため、セカンドオピニオンがより重要になってきます。

セカンドオピニオンをとることで、より理想的な治療を受けるきっかけになる場合もありますし、あらためて最初の主治医の説明（ファーストオピニオン）に納得できる場合もあります。

一方で、セカンドオピニオンに対する誤解も多く、注意すべき点があります。

まず、**セカンドオピニオンは転院のための手段ではありません**。最初の病院にセカンドオピニオンの内容を持ち帰り、あらためて最初の医師と相談することが原則です。

最初の医師がイヤで、初めから転院を希望しているなら手続きが異なりますので率直に医師に申し出ましょう。

もうひとつは、**セカンドオピニオンの目的を明確にすること**です。

ただ「漠然と他の医師の意見が聞きたい」ではなく、何について質問したいのかをはっきりとさせてからセカンドオピニオンを申し込むべきです。

たとえば、

「最初の主治医からは手術ができないと説明されたが、本当に手術ができないのか?」「手術の代わりに放射線治療はできないのか?」

といった質問です。

それによって、セカンドオピニオンを求める医師の専門（診療科）も変わってきます。

たとえば、**手術のことを聞きたいのに、セカンドオピニオンに内科の医師がやってきたら、聞きたいことも聞けません。**

現在、ほとんどのセカンドオピニオン外来では、申し込みフォームに「聞きたいこと」を記入する欄がありますので、そこに何が聞きたいのかをできるだけ具体的に記入してください。

また、**最初の主治医の意見（ファーストオピニオン）と比べて、セカンドオピニオンのほうが必ずしもよい意見というわけではありません。**

セカンドオピニオンでも満足せず、サードオピニオン、またはそれ以上のオピニオンを求める患者さんもいますが、選択肢が増えすぎて、かえって判断が難しくなることもあります。

がんと診断されてから治療の開始までは、ある程度の猶予(ゆうよ)(がんの種類やステージにもよりますが、一般的には2カ月程度)はあるのですが、あまり治療が遅れると、がんが進行してしまう可能性があります。

ですから、ある程度のところで妥協することも必要です。**多くてもサードオピニオンまで**と私は思っています。

セカンドオピニオンを聞きたいと思ったら、**主治医に遠慮は無用**です。不快感を示す医師が皆無とはいいきれませんが、今は患者さんの当然の権利と認識している医師がほとんどです。

もし「セカンドオピニオン」と聞いて機嫌が悪くなるような医師であれば、そのような医師とは信頼関係を築くことは難しいでしょうから、転院を考えましょう。

治療の目的は「毎日を快適に過ごす」でもOK

高齢のがん患者さんの場合、治療のゴール（目的）をどこにするかはとても重要です。

がん治療のゴールは、大きくわけて、

- **根治（がんを完全になくしてしまうこと）**
- **延命（がんの進行を抑え、できるだけ長生きすること）**
- **緩和（がんにともなう症状や苦痛をやわらげること）**

の3つがあります。がんの治療では、一般的には、まず「根治」を目指すことからはじまり、根治が難しい場合に「延命」、そして「緩和」という順番になります。

がんの根治を目指すためには、多くの場合、大きな手術や強力な抗がん剤など体に負担となる治療を受ける必要が出てきます。

ところが、高齢の患者さんでは、手術の合併症（後遺症）や抗がん剤の副作用で、生活の質がいちじるしく下がることがあります。

実際に、根治を目的とした治療後に体力が弱ってしまい、寝たきりのようになってしまう方もいらっしゃいます。

一方で、進行した高齢のがん患者さんでは、**根治を目指すのではなく、延命や緩和を目指したほうがいい場合**もあります。

つまり、がんをやっつけることより、よりよい生活を送ることを重視するのです。

延命や緩和というと、「がんが治らないのに仕方なく受ける治療」と誤解されることがありますが、そうではありません。

がんと上手につきあいながら、毎日を快適に過ごすための治療と考えてください。

また、進行がんと診断されても、とくに症状がなく、毎日の生活ができているのであれば、「何もしない」という選択肢もあります。

がんになったら「必ず何らかの治療を受けないといけない」と思いこんでいる人がいますが、そうではありません。

情報をきちんと調べたり、自分で考えたうえで、一切の治療を受けないという選択も、立派な選択です。

がん治療の目的を決めるうえで最も重要なのは、**「自分がどう生きたいか」**という価値観（人生観）です。

「できる限りの治療を受けて、一日でも長生きしたいのか」、または**「つらい治療は受けず、楽に生きたいのか」**といった正直な気持ちを医師に伝えるべきです。

高齢の患者さんの場合、遠慮してか、自分の意見をはっきりとおっしゃらない方が多いと感じます。

もちろん高齢のがん患者さんでも、ふだん元気で自立していれば、根治を目指していいと思います。ただ、根治にこだわりすぎるあまり、治療が合わず、普通の生活が送れなくなるとしたら意味がありません。

高齢のがん患者さんの場合、主治医とよく相談し、日々の生活を快適に送れるように、生活の質を高めるための治療を選択してほしいと思います。

第1章のまとめ

●がんの治療の病院選びで重要なポイントは、「できるだけ治療実績があって、自宅から通える範囲の病院を選ぶ」ことです
●最良の治療法を選択するためには、ガイドラインやインターネットで「がん」についての信頼できる情報を幅広く集めることが大切です
●主治医に確認すべき5つのことは
(1)がんの部位および進行度(ステージ)
(2)主治医がすすめる治療法と代替案(それ以外の治療法)
(3)治療の目標(根治・延命・緩和)
(4)治療に伴うリスク(合併症・副作用・後遺症など)
(5)治療が効かなかった場合の対応策、です
●高齢のがん患者さんの治療が可能かどうかを判断するときは、「体の状態が治療に耐えられるか」を重視します。「高齢だから」といって治療をあきら

める必要はありません

●がんの治療方針は、医師や家族の意見を考慮したうえで、最終的に自分自身で決めることです。自分の気持ちに正直になり、すこしくらいワガママに決めていいのです

●標準治療が臨床試験で有効性が確認されたエビデンスに基づいた治療であるのに対して、代替医療はエビデンスが乏しい（効果が証明されていない）治療です

●がんの治療法について、主治医の説明に納得がいかない場合や、主治医とは別の医師の意見が聞きたいときは、セカンドオピニオンを考えましょう

●根治（がんを完全になくしてしまうこと）が難しい場合には、がんと上手につきあいながら、毎日を快適に過ごすことを目的にしましょう

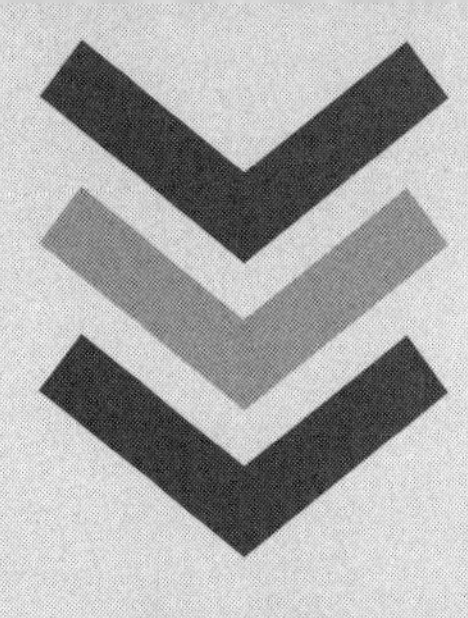

第2章

治療の壁

高齢のがん患者さんに対する治療はここまで変わった！

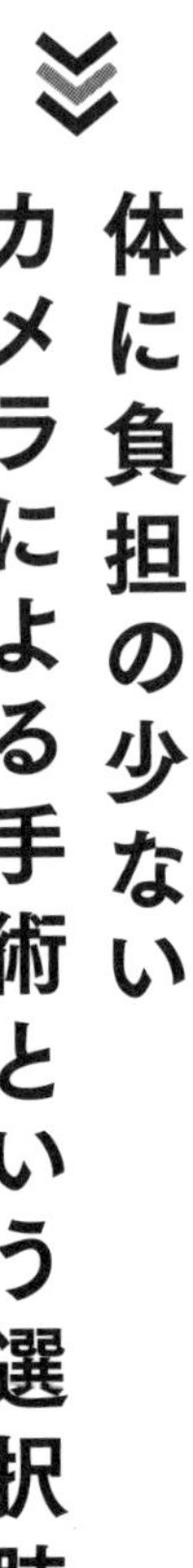

体に負担の少ない カメラによる手術という選択肢

がんの手術にもいろいろな種類（術式）があり、体に与える負担は大きく違います。当然ですが、高齢のがん患者さんには**「体に負担の少ない手術」**が理想的です。

以前は、がんの手術といえば、お腹や胸を大きく切開する手術が当たりまえだったのですが、最近では、傷の小さな低侵襲手術（体に負担の少ない手術）が普及してきました。

とくに、**大腸がんや胃がんなど腹部の臓器のがんに対しては、従来の開腹手術が減り、腹腔鏡手術が普及**してきました。

腹腔鏡手術とは、全身麻酔で、医師が患者さんのお腹に数カ所の穴をあけて、そこからお腹を映し出すカメラや手術器具を挿入し、モニタを見ながら行う手術です。

腹腔鏡手術は、術後の痛みが少なく、回復が早いのが特徴です。

また、開腹手術に比べて安全性および根治性（がんが取り残しなく切除できること）において同等、または優れているという報告が増えていて、最近では、より多くの患者さんに腹腔鏡手術が選択される傾向にあります。

日本全国の5万人以上の直腸がんの手術を受けた患者さんを対象とした2021年の研究では、80歳以上の患者さんのおよそ半数（47％）に対して腹腔鏡手術が行われていましたが、開腹手術よりも術後の死亡率が低く、合併症も少ないことが示されました。

小説家の瀬戸内寂聴（せとうちじゃくちょう）さんは99歳でお亡くなりになったのですが、じつは、92歳のときにがんの手術を受けていらっしゃったと聞きます。このときの手術が、腹腔鏡による手術（腹腔鏡下胆のう摘出術）だったそうです。寂聴さんの場合、入院中に体力低下があったようですが、懸命なリハビリでなんとか回復し、無事に退院できたということです。

私が担当した**高齢の胃がん患者さん（80代）も、腹腔鏡による手術（腹腔鏡下胃切除術）を受けましたが、5年たっても元気に毎日を過ごされています。**もちろん、がんの再発もありません。

ただし、誰にでも腹腔鏡手術が適応となるわけではありません。

手術の方法は、がんの部位や進行度、患者さんの全身の状態などを考慮して決定されます。

ですから、手術の説明の際に、腹腔鏡手術が可能かどうかを相談してください。

ただし、腹腔鏡手術は難易度が高く、医師の技量や経験によって治療成績が変わってきますので、**できるだけ腹腔鏡手術が多く行われている病院（いわゆるハイボリュームセンター）で受けること**をオススメします（19ページ参照）。

手術よりも放射線治療が安全なこともある

手術と同じ「局所治療（がんのできている部位とその周辺に対して行われる治療）」のひとつに**「放射線治療」**があります。

放射線治療は、手術と比べると体への負担が少ないため、高齢者など手術のリスクが高い患者さんには理想的です。

放射線治療の中でも、最近は**「体幹部定位放射線治療（SBRT）」**や**「粒子線治

療」はより効果の高い放射線治療として注目されています。

SBRTとは、ピンポイントで高線量の放射線を病巣に照射する方法で、早期の肺がんと肝臓がん、前立腺（ぜんりつせん）がん、がんの少数転移（オリゴメタスタシス）に対して行われています。一部のがんに対しては、**手術よりも安全性が高く、生存率も他の治療に劣らない**結果が報告されています。

たとえば、今まで早期の肺がんに対しては、病巣を含む肺を切除する手術が標準治療として長く行われてきました。

ところが最近では、高齢の患者さんや、全身状態（とくに肺の機能）が悪くて手術のリスクが高い患者さんでは、手術に代わってＳＢＲＴが選択されるようになりました。

早期肺がん患者に対する手術とSBRT治療後の死亡率比較
（手術のほうがSBRTより死亡率が高い）

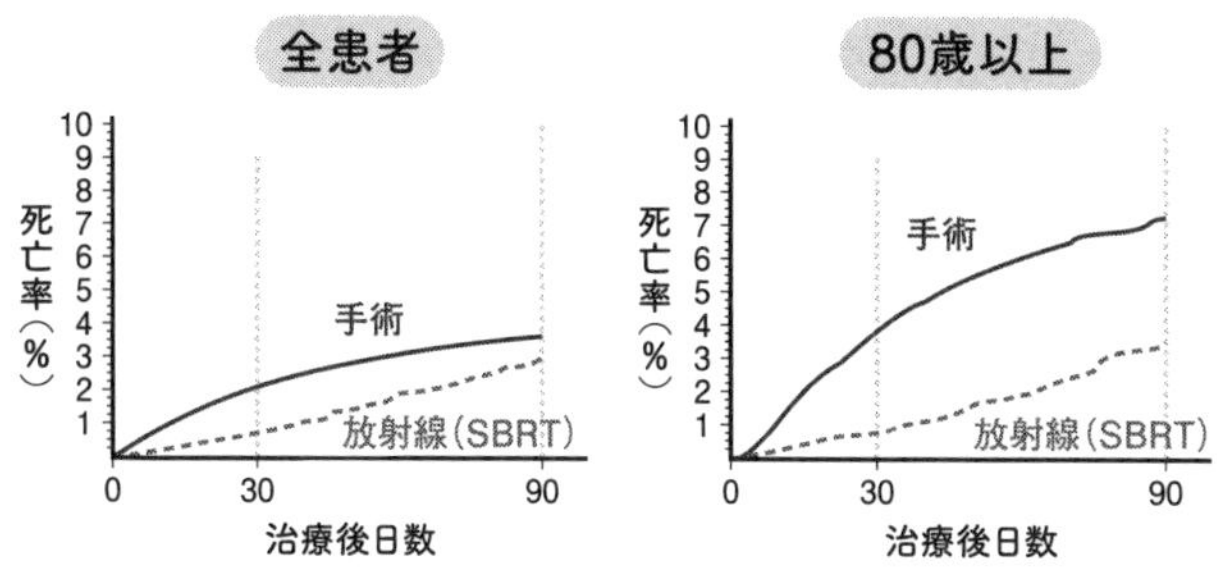

「J Clin Oncol. 36(7):642-651, 2018.」の図を参考に作成

早期肺がんに対する手術とＳＢＲＴの治療後早期の死亡率を比較した海外の研究によると、治療後早期の死亡率は手術よりも放射線治療のほうが低く、80歳以上ではその差は大きくなるという結果でした（上の図）。

高齢者の早期肺がんに対する治療としては、手術よりもＳＢＲＴのほうが、安全性が高いということです。

また、治療成績（生存期間）に関しても、ＳＢＲＴは手術と比べて遜色ないことが研究から明らかとなっています。

もうひとつは**「粒子線治療」**です。粒子線は放射線の一種で、エネルギーの高い放射線をがんに対してピンポイントで照射することができるというメリットがあります。

つまり、通常の放射線治療で使う**X線と比べて、がんへの殺傷効果が高く、また正常組織へのダメージが小さいために副作用が少ない**といわれています。

粒子線には、「炭素線」と「陽子線」があり、炭素線を使ったものを「重粒子線治療」、陽子線を使ったものを「陽子線治療」といいます。

2022年11月時点で、日本には粒子線がん治療施設が24カ所（重粒子線：6カ所、陽子線：17カ所、重粒子と陽子線の両方：1カ所）あります。

2022年4月から、**がんに対する粒子線治療の適応が広がりました。**これで、小児がん、骨軟部腫瘍、頭頸部がん、前立腺がんに加えて、切除できない肝内胆管がん、大型の肝細胞がん、局所進行膵がん、局所進行子宮頸部腺がん、および手術後に局所再発した大腸がんが適応となりました。

もし粒子線があなたの治療の選択肢になるようであれば、考えてみてもいいでしょう。

抗がん剤治療のめざましい進化とは？

がんに対する薬物療法には、通常の抗がん剤だけでなく、「分子標的治療薬」「ホルモン治療薬」「免疫チェックポイント阻害薬」などがあります。

近年、これらの新しい薬の登場によって**がん薬物療法の選択肢が増え、治療成績も向上**しつつあります。とくに、個々のがんの遺伝子変異に合わせた分子標的治療薬による治療（がんゲノム医療）の発展にはめざましいものがあります。

がんに対する薬物療法に年齢制限はありません。

ですから、高齢のがん患者さんでも抗がん剤などの治療を受けることはできます。

一方で、高齢のがん患者さんに対する薬物療法については**慎重に考えるべき**だとも思います。薬物療法の効果や安全性を調べるための臨床試験では、高齢者は対象から除外されることが一般的です。

つまり、標準治療で使われるすべての薬が、高齢のがん患者さんに効く（または、安全）という保証はないのです。

高齢の方では、体力や免疫力、臓器の機能が低下していることが多いため、薬の副作用が増えたり、より重症になったりすることがあります。

中には、抗がん剤治療によって弱ってしまい、寝たきりのようになる患者さんや寿命が短くなってしまう患者さんもいらっしゃいます。

がんに対する薬物療法

細胞障害性 抗がん剤 （いわゆる抗がん剤）	細胞の増殖の仕組みに着目して、その仕組みの一部を邪魔することでがん細胞を攻撃する薬です。細胞障害性抗がん剤には、アルキル化剤、代謝拮抗薬、白金製剤、抗腫瘍性抗生物質、トポイソメラーゼ阻害薬、微小管作用薬などさまざまな種類の薬があります。
分子標的治療薬	がん細胞の増殖に関わるタンパク質や、栄養を運ぶ血管、がんを攻撃する免疫に関わるタンパク質などを標的にしてがんを攻撃する薬です。
内分泌療法薬 （ホルモン療法薬）	ホルモンの分泌や働きを阻害し、ホルモンを利用して増殖するタイプのがんを攻撃する薬です。
免疫 チェックポイント 阻害薬	免疫細胞の暴走を回避するためのチェックポイントと呼ばれるブレーキを解除して、ふたたびがんに対する免疫細胞の攻撃力を高める薬です。

がんの薬物療法では、薬の種類や投与する量、期間によって副作用の種類や重さが違います。

一般的には、**「細胞障害性抗がん剤（いわゆる古典的な抗がん剤）」に比べ、分子標的治療薬やホルモン療法薬、免疫チェックポイント阻害薬は、副作用が少ない傾向にあります**（もちろん患者さんによって個人差があります）。

当然ですが、高齢のがん患者さんが受けるのであれば、できるだけ副作用が少ない薬による治療が理想です。

切除ができない膵臓がんの場合を例に、抗がん剤治療の是非について考えてみます。切除不能な膵臓がん患者さんにおける治療法は、抗がん剤治療が第1選択となります。

しかし実際には、高齢の患者さんの場合、活動性、全身状態、体力、または社会的背景などによって積極的な治療が選択されないこともしばしばです。

この場合、**「支持療法」**が行われます。

支持療法とは、がんに伴う症状や、治療による副作用や後遺症による症状を軽くするための治療・ケアのことです。

具体的には、がんの痛みに対する鎮痛剤（痛み止め）、吐き気に対する制吐剤（吐き気止め）、倦怠感（きつさ・だるさ）に対するステロイド、あるいは、感染症に対する抗菌薬の投与などがあります。

高齢の切除不能膵臓がん患者における治療別生存率
（化学療法のほうが生存率が高い）

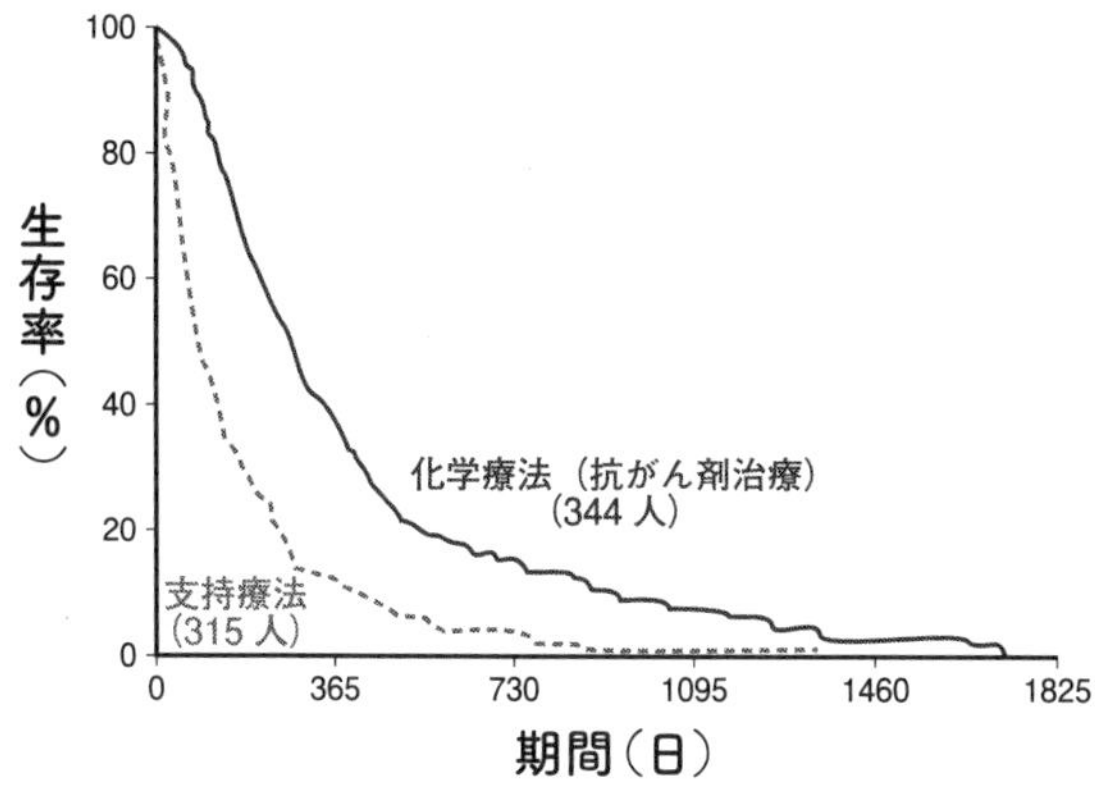

「BMC Gastroenterol. 22;17(1):66, 2017.」の図を参考に作成

65歳以上の膵臓がん患者さんに対して、抗がん剤治療と支持療法の治療成績を比較した2017年の研究を紹介します（上の図）。全体のおよそ半数に化学療法（抗がん剤治療）が行われて、残りの半数には支持療法が選択されていました。

抗がん剤治療を受けた人は、支持療法を受けた人よりも生存期間が延長していました（支持療法を受けた患者の生存期間の中央値が3カ月に対して、抗がん剤を受けた患者の生存期間の中央値はおよそ9カ月）。

それぞれのグループにおける患者さんの状態や体力など背景が違うため単純に

比較はできませんが、**抗がん剤治療によっておよそ半年の生存期間の延長が期待できる**といった結果でした。

ただ、この研究では生存期間が評価項目であり、**「生活の質」についての検討はないため、抗がん剤治療と支持療法のどちらがよいか単純には比較できません。**

何かやりたいことがあり、「すこしでも長く生きたい」と思う患者さんにとっては、抗がん剤治療は意味のあるものになります。

一方で、抗がん剤の副作用に苦しむくらいなら、余命が短くなってもいいと考える患者さんもいらっしゃると思います。

抗がん剤治療を選択する場合には、どの程度の効果が期待できるのか、また、副作用についてもよく主治医と相談して、決めてください。

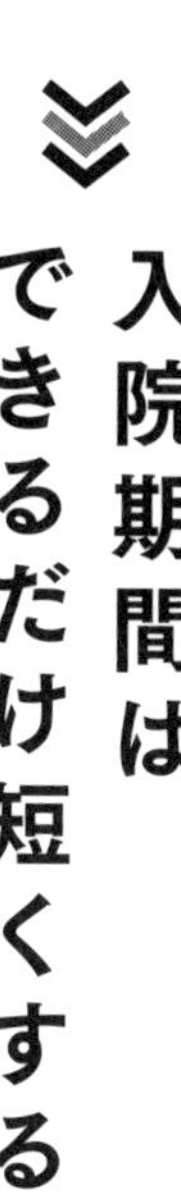

入院期間はできるだけ短くするといい

最近は、どこの病院でも**「早期退院」**をすすめることが一般的になってきました。

とはいえ、欧米と比べると、日本ではいまだに入院期間は長い傾向にあります。

実際、もう退院できる状態なのに、「まだ心配だから」「入院していたほうが楽だから」「家に帰っても誰も面倒をみてくれないから」といった理由で、入院し続ける患者さんは結構多いのです。

退院をすすめても、「もうすこし療養したいから」ということで、他の病院への転院を希望される患者さんもいます。

とくに高齢の患者さんでは、このような傾向が強いようです。

しかし、入院での治療やリハビリテーションが必要な患者さんは別として、長期に入院する必要はまったくありません。

むしろ、**入院期間が長くなれば長くなるほど、筋力や運動機能は衰えてきます。**高齢の方の場合、たった1週間の入院でも、足腰が弱り、中には寝たきりになる人さえいます。

せっかくがんの治療がうまくいっても、寝たきりになってしまっては元も子もありません。

高齢のがん患者さんは、**可能な限り入院期間を短くすべき**です。

不必要な入院は、百害あって一利なしです。

早く退院して以前の日常生活に戻ったほうが、活動性が高まり、筋力の回復も期待できます。一日でも早く退院することを目標にしましょう。

最近では、検査、治療、退院までのスケジュールが一覧表になったもの（クリティカルパス、またはクリニカルパスと呼びます）を導入する病院が増えてきました。

このクリティカルパスには、たとえば「手術の後およそ何日目に退院予定」と退院までの日数の目安が記載されています。

もし入院した病院でこのようなスケジュール表をもらった場合には、最短の退院日を目指す気持ちでリハビリをがんばりましょう。

がんと診断されたら、2カ月以内に緩和ケアをはじめるべき理由

高齢のがん患者さんに推奨したいのが、がんと診断されてから早期の「緩和ケ

ア」です。

「緩和ケア」または「緩和医療」というと、「がんの治療が効かなくなったがん患者さんが、死ぬまでの最後の時期に受けるもの」というイメージがあります。

以前はたしかにそうだったのですが、現在では、**「がんと診断された時点から行うべき重要なケア」**と考えられています。

また「緩和ケア」は、麻薬などの鎮痛剤で痛みだけをとるというイメージがありますが、これも誤解です。

緩和ケアでは、がんや治療に伴うすべての症状（がんの痛み、きつさ、だるさ、吐き気、息苦しさなど）を軽くすることに加え、がんに対する治療の妥当性を一緒に考え、心のケアも行うことで、患者さんの生活の質を高めることを目標としています。

また、緩和ケアをいつはじめるのかもひじょうに重要です。

緩和ケアの導入でがん患者の生存率が改善

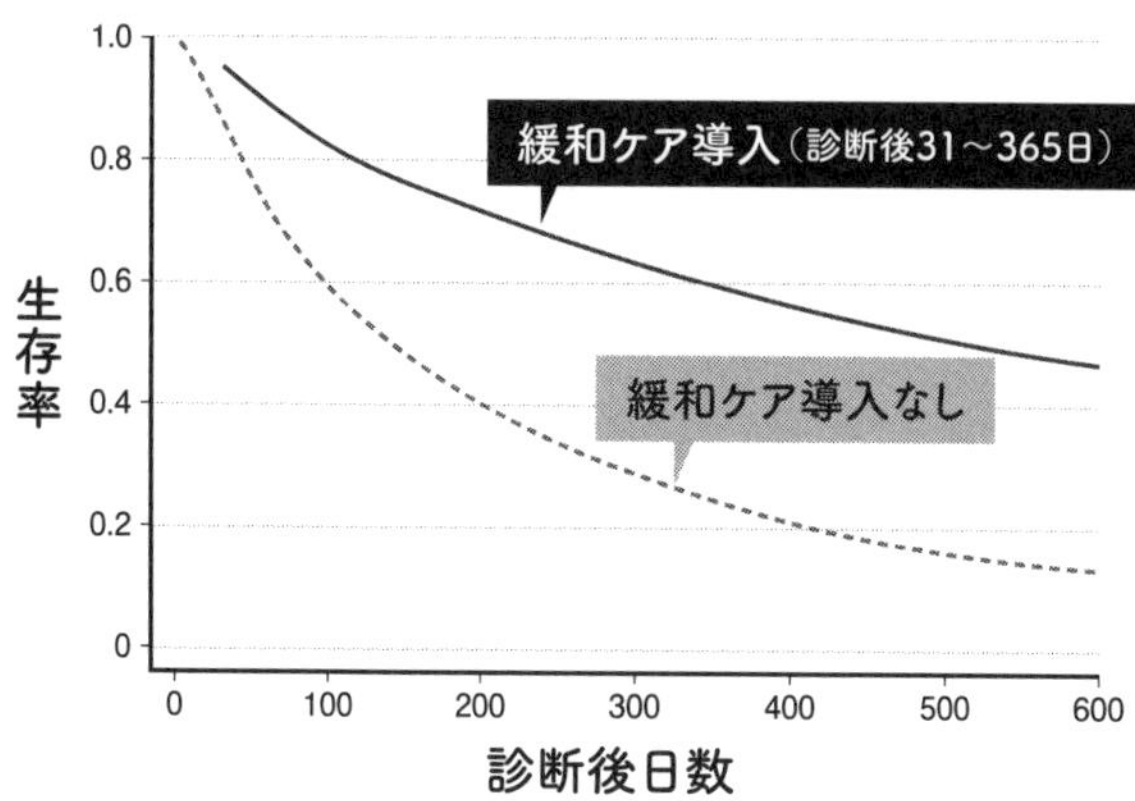

「JAMA Oncol. 5(12):1702-1709, 2019.」の図を参考に作成

最近は、より早く、つまりがんと診断された時点から緩和ケアを導入すべきという声が高まってきました。

なぜなら、**緩和医療を導入することで治療中でも生活の質を保てて、また、一部の研究では、がん患者さんが長生きする**こともわかってきたからです。

実際に、進行したステージの肺がん患者さんのうち、緩和ケアをがん診断後31日～365日以内に導入した患者さんでは、緩和ケアを導入しなかった患者さんに比べて生存率が改善していました（死亡リスクがおよそ50％も減っていました）。

こういった研究結果を受けて、アメリカの臨床腫瘍学会では、ガイドラインで、進行がんの患者さんに対して、**診断から2カ月以内に早期の緩和ケアを導入**することを推奨しています。

ただ、日本では、まだまだ緩和ケアの専門医、看護師などのスタッフ、そして、緩和ケアチームが足りないため、十分な緩和ケアが受けられるとは限りません。多くの施設では、治療を担当する主治医が、緩和ケアのようなものを一緒にやっている状態です。

もし、受診している病院に緩和ケアチーム、緩和ケアの専門医がいる場合には、主治医に受診が可能かを積極的に聞いてみてください。

緩和ケア医で腫瘍内科医の西智弘（にしともひろ）先生が理事長を務める「一般社団法人プラスケア（https://pluscarekanwa.jimdofree.com）」は、早期からの緩和ケアを行っている全国の病院リスト（都道府県別）を公開していますので、参考にされるといいでしょう。

第2章のまとめ

●がんの手術には合併症や後遺症のリスクがありますが、最近では「腹腔鏡手術」といった傷の小さな体に負担の少ない手術が普及し、高齢者にもより安全に行えるようになりました

●早期の肺がんなど一部のがんに対しては、手術よりも放射線治療のほうが、安全性が高く、生存率も他の治療に劣らないことが報告されています

●がん薬物療法の分野では、近年、「分子標的治療薬」や「免疫チェックポイント阻害薬」などの新しい薬の登場によって選択肢が増え、治療成績も向上しつつあります

●高齢のがん患者さんは、筋力や運動機能の低下を防ぐため、可能な限り入院期間を短くすべきです

●がんや治療に伴うすべての症状を軽くする「緩和ケア」は、生活の質を高めるだけでなく、生存率を改善するという報告もあるため、がん診断後すみや

かに（理想的には2カ月以内に）導入してもらいましょう

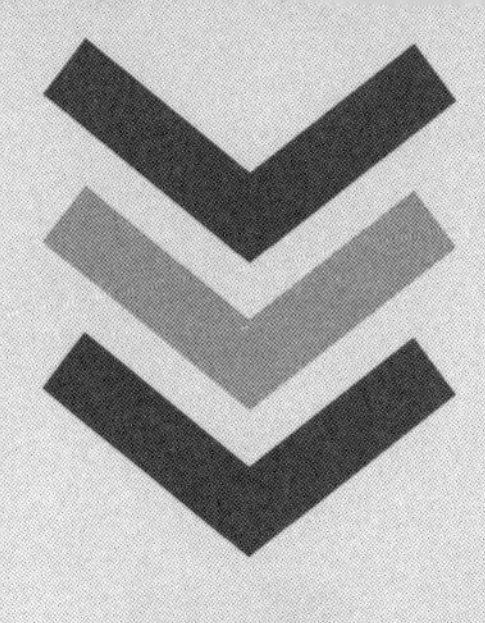

第3章

食事・運動・心の壁

セルフケアで死亡リスクは減る！

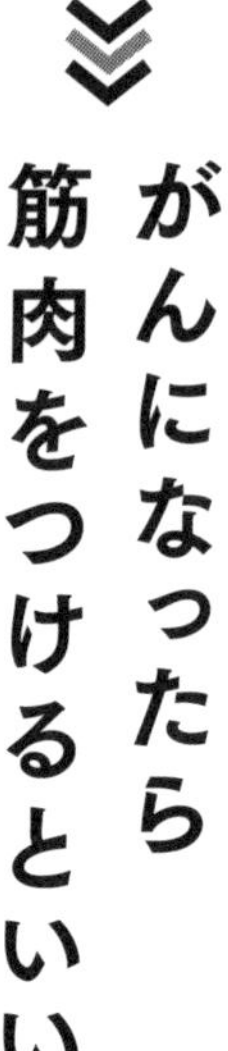

がんになったら筋肉をつけるといい

高齢のがん患者さんの治療の成否を決める重要な要因に「**筋肉**」があります。

がん患者さんは、さまざまな症状や精神的なショックから、体を動かすことが少なくなります。このため、がん患者さんの多くはすこしずつ筋肉の量や筋力が低下します。

進行がんでは、血液の中に流れ出す「炎症性サイトカイン」と呼ばれる物質によって筋肉が分解されることもわかっています。

がんの治療も、患者さんの筋肉をうばいます。

がんに対する手術、とくに消化管（胃腸）の切除を受けた患者さんは、消化吸収の能力が低下して栄養状態が悪化し、筋肉量が減ることがあります。

また、抗がん剤治療中には、副作用で運動量や食欲が低下し、**筋肉の量が1キロも減る**といわれています。お肉屋さんで目にする1キロの肉のかたまりを思いうかべてもらえれば、どれだけ多くの筋肉が減るかがわかると思います。

このような筋肉量の減少は、がんの治療に悪影響をおよぼし、結果的に生存率が低下する原因となることがわかってきました。

「いまさら筋トレなんて」と思われるかもしれませんが、高齢者でもかんたんにできる筋トレメニューを128ページから紹介します。

筋肉がつくと**「術後の回復が早い」「術後の合併症のリスクが減る」「生存率の向上」「抗がん剤治療の副作用の軽減」**などのメリットがあるのです。

筋トレを行うと**免疫細胞が増える**ことや、筋肉から分泌される**「イリシン」「スパーク」「インターロイキン6」**といった抗がん物質が筋トレのメリットに関係していると推測されています。

筋トレをやらない手はありませんね！

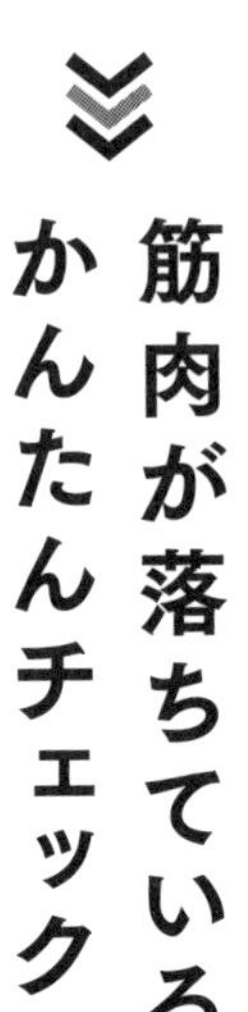

筋肉が落ちているか かんたんチェック！

その前に自分に筋肉が十分にあるかを見てみましょう。

とくに注意しないといけないのは、**「サルコペニア」**です。

サルコペニアとは、**「筋肉量の低下に加えて、筋力または身体機能（歩く速さなど）の低下のいずれかがある状態」**のことです。

かんたんにいうと**「筋肉やせ」**のことで、手足の筋肉が落ちて細くなり、力が入らなくなったり、日常生活の動作が遅くなったりする状態のことです。

サルコペニアは、病気のない人でも年をとるにつれて増加しますが、がん患者さんにはとても多くなります。

その原因としては、食事がとれないことによる「栄養失調」、入院などによる「運動不足」、慢性の炎症やがんによって分泌される物質による「筋肉破壊」などが指摘されています。

サルコペニアかどうかは、病院の画像検査によって筋肉量を測定しなければわからないため、自分で診断することができません。

しかし、日常生活でサルコペニアを疑うポイントがあります。

たとえば、

- **ペットボトルの蓋（ふた）が開けにくい**
- **階段でひとつのフロアを登りきることが難しい**
- **自転車でゆるやかな坂道も登れない**
- **歩くのが遅くなり、横断歩道が青信号のあいだに渡りきることができない**

以上のようなことが当てはまる場合、サルコペニアの疑いがあります。

自分でできる指輪っかテスト

低い⇐　サルコペニアの可能性　⇒高い

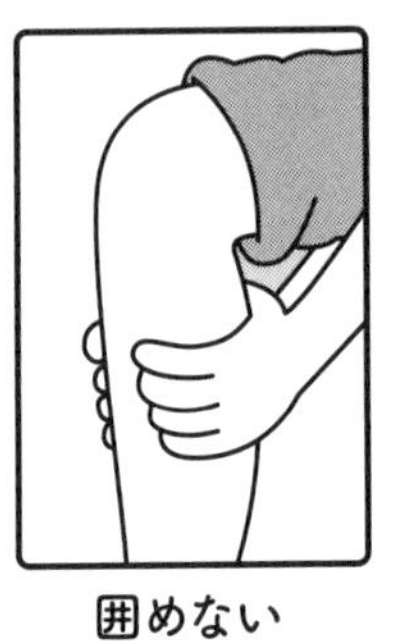

囲めない

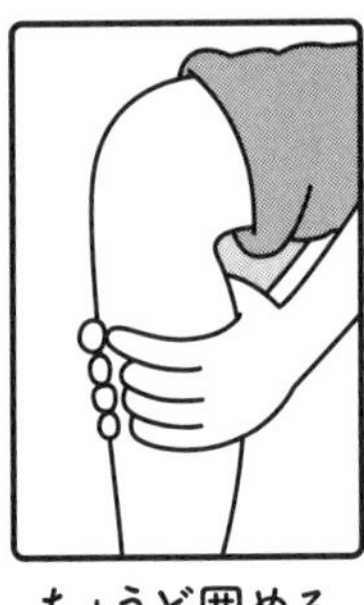

ちょうど囲める

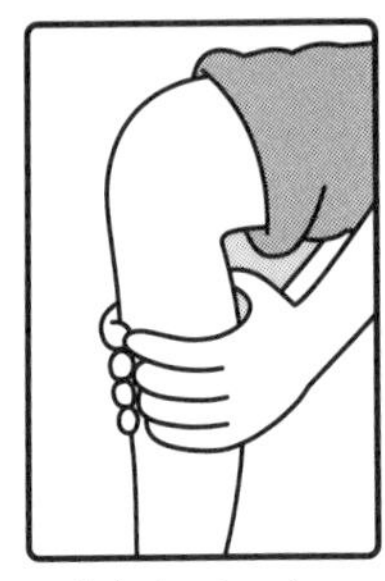

すきまができる

また自分でサルコペニアのリスクを評価する方法として「指輪っかテスト」があります。

このテストでは、自分の両手の親指と人差し指をくっつけて輪をつくり、（利き足ではないほうの）ふくらはぎのいちばん太い部分を囲めるかどうかを調べます。

囲めないときにはサルコペニアの可能性は低いのですが、ちょうど囲める場合にはサルコペニアのリスクが2・4倍、楽に囲めてすきまができる場合にはリスクが6・6倍にも高くなることがわかっています。

これでサルコペニアの可能性があったらちょっと注意してみてください。

実は、**サルコペニアはがん患者さんの大敵**なのです。

というのも、**多くの研究から、サルコペニアがあるがん患者さんは、あらゆるがん治療（手術、抗がん剤、放射線など）がうまくいかず、よい結果が得られない**ことがわかってきました。

たとえば、がん手術前にサルコペニアがある患者さんでは、手術後の合併症（手術にともなう望ましくない病状）の発生率および死亡率が高くなることがわかっています。

また、抗がん剤治療中に筋肉の量が減ると、治療の効果が低くなり、生存期間が短くなることも報告されています。

ですから、**がん治療の決め手となるのは、じつは患者さん自身の「筋肉」**といっても過言ではありません。

私は、すべてのがん患者さんに**「がんになったら筋トレしなさい」**とお伝えしていますが、とくに筋肉が減った高齢のがん患者さんには筋トレは必須のセルフケアだと思います。

術前の準備「プレハビリテーション」で死亡リスクを減らす

高齢のがん患者さんは、多くの場合、体力（持久力、筋力）の低下や栄養障害があります。手術を受ける時点で、患者さんの栄養状態が悪かったり、体力や筋肉量が落ちたりしている場合、術後の合併症（とくに肺炎や傷の感染など）が増えて死亡リスクが高くなります。

せっかく手術を受けたのに、術後の経過が思わしくないために入院が長引いたり、回復が遅れて退院後の日常生活に支障をきたしたり、または、入院中に命を落とす危険性も高くなります。

こういった事態を避けるためには、できるだけ早い段階から準備する必要があります。

準備として、**手術までの期間（待ち時間）のリハビリテーションで体力を向上させ、栄養状態を改善する取り組みが注目されています。**

この手術まえのリハビリテーションのことを、**「プレハビリテーション」**と呼び、欧米を中心に医療の現場に普及しつつあります。

プレハビリテーションは、もともと整形外科の領域ではじまりましたが、最近ではがんの手術にも適用されることが増えてきました。

実際に多くの研究によって、患者さんが手術までのあいだにプレハビリテーションを行うことで、**手術の合併症が起こるリスクが減り、早期に回復する**ことが証明されています。

プレハビリテーションは、基本的には、すべての手術を控えたがん患者さんに役立つことは間違いないのですが、高齢者にはより必要性が高くなります。

私は、手術を受けることが決まった60歳以上のがん患者さんには、全員にプレハビリテーションを取り入れるよう指導しています。

プレハビリテーションのメニューは、実施している施設（病院）、対象となる患者さん、および手術の種類などによって異なりますが、基本は**「運動」「食事による栄養サポート」**、そして**「精神的ケア」**の3つの柱から構成されます。

①運動

プレハビリテーションの最も重要なメニューが運動です。

運動の種類としては、ウォーキングなどの**「有酸素運動」**と**「レジスタンス運動**

（いわゆる筋力トレーニング）」の両方が必要です。理想的には、有酸素運動（30分以上）を毎日、筋トレ（20～30分）を週に2～3日行うのがいいでしょう。

128ページからかんたんにできるものを紹介します。

短期間で筋肉量を増やすためには、**筋トレの直後にプロテイン**（とくに、ホエイプロテイン）を飲むことをオススメします。

実際に、日本の高齢女性を対象としたランダム化比較試験では、筋トレだけやホエイプロテイン摂取だけのグループに比べて、筋トレ直後にホエイプロテインを摂取したグループで筋肉量がより増えていたとのことです。

また、高齢の患者さんの場合、とくに肺に病気がなくても**肺機能が低下している**ケースが少なくありません。

肺機能が弱い人は、術後に痰（たん）をうまく出せずに吸い込んでしまい、肺炎になることがあります。とくに、たばこを吸っている人（または、過去に吸っていた人）や慢性閉塞性肺疾患（ＣＯＰＤ）と診断された人では、術後に肺炎を起こすリスクが高くなります。ひとたび術後の肺炎を起こすと命に関わることもありますので、術前から自分で呼吸筋の訓練を行い、肺炎などの合併症を予防しましょう。

呼吸訓練のための器具（スーフル、トライボール、パワーブリーズなど）は病院やネット通販でも購入できますので、手術が決まったら主治医に相談するか、自分で早めに購入を検討してください。

②食事による栄養サポート

運動と並んで重要なのが「食事」です。とくに**術前にはタンパク質をしっかりとる**ことに重点を置いた食事を心がけることが大切です。

食事の制限などがない人は、一日に体重1キロあたり1・2〜1・5グラム（体重50キロであれば、60〜75グラム）のタンパク質摂取を目標にしてください。

タンパク質が豊富に含まれる主な食品には、肉、魚、卵、豆類、乳製品があります。

おおざっぱにいえば、肉（牛、豚、鶏肉）100グラムあたりに含まれるタンパク質の量20グラム前後、豆腐は一丁（約300グラム）あたり20グラム程度、卵は1個あたり6グラム程度、牛乳はコップ1杯（200ミリリットル）あたり6・5グラムです。

これらを上手に組み合わせて、一日に必要なタンパク質がとれるようにメニューを考えましょう。

私が考えた、タンパク質がとれて、食物繊維や発酵食品で腸内環境を整えるヘルシーメニュー例をあげますので参考にしてください。

タンパク質がとれるヘルシーメニュー例

〈朝食例〉

メニュー	タンパク質
塩ザケ	17g
納豆	6g
豆腐とわかめの味噌汁	4g
ごはん	3g
合計	30g

〈昼食例〉

メニュー	タンパク質
豆腐ハンバーグ	20g
あさりのクラムチャウダー	7g
ロールパン	3g
合計	30g

〈夕食例〉

メニュー	タンパク質
豚肉のしょうが焼き	18g
鶏肉だんご汁	9g
ごはん	3g
フルーツ	0g
合計	30g

以上のようなメニューで、体重60キロの人が一日に必要なタンパク質（90グラム）がとれます。

③精神的ケア

プレハビリテーションのメニューの中で、無視できないのが精神的ケアです。

患者さんはがんの診断により、大きな心理的ショックを受けます。

とくに、手術を控えたがん患者さんは、手術に対する恐怖や不安も加わるので、精神的にひじょうに不安定になります。大きな精神的ストレスを抱えたまま手術に突入すると、術後にせん妄（突然、意味不明な言動などがはじまる一種の意識精神障害）などの合併症が増えると報告されています。

そこで、できるだけ精神的ストレスやがんの不安・心配を軽くすることが必要です。「がんのことが一日中頭から離れない」「こわくて夜も眠れない」といった日常生活に支障をきたす状態の患者さんは、遠慮せずに主治医や看護師をはじめとする医療スタッフに相談してみましょう。

専門家（精神科医師や臨床心理士など）によるカウンセリングや不安を軽減する治療が必要な場合もあります。

また、自宅でできる精神的ケアには、瞑想（とくにマインドフルネス瞑想）、ヨガやイメージ療法などがあります。

とくに私は不安を減らすためのセルフケアとして、マインドフルネス瞑想を取り入れることをオススメします。

マインドフルネス瞑想を取り入れる

マインドフルネスとは、「今この瞬間」に意識を集中し、現実をあるがままに受

け入れる心の状態のことをいいます。マインドフルネスを使った瞑想のプログラムは、ストレス対処法のひとつとして医療などさまざまな現場で実践されていて、最近注目を集めています。

基本的なマインドフルネス瞑想の方法を紹介します。朝や夜の寝るまえなどのお好きなときに行ってみてください。

1. 静かな部屋でひとりになります。
2. 座って、リラックスした状態で背筋を伸ばします。
3. 目を閉じ、ゆっくりと鼻で呼吸をはじめます。
4. 呼吸に意識を集中し、ただお腹や胸がふくらんだり、へこんだりする動きを感じます。
5. 瞑想中に、感情や雑念がわいたときは、よい悪いという判断をせずに素直に

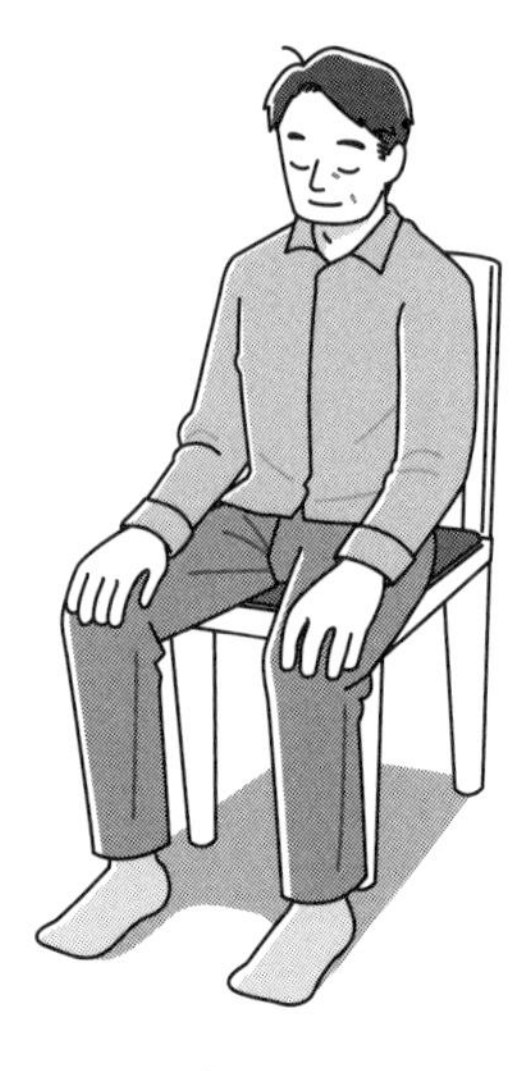

受け入れ、再び「今この瞬間」に意識を向けます。

6.
10〜20分程度行ったら、ゆっくりと目を開き、すこしずつ意識を戻していきます。

手術を控えたがん患者さんは、おそらく瞑想中にも「がん」や「手術」のことが頭に浮かび、不安や恐怖といった感情がわき上がってくることでしょう。

マインドフルネスは、このような感情を否定したり、ムリに消そうとするのではなく、ありのまま受け入れることからはじまります。そして、「今ここ」に心を向けることによりじょじょに無の状態に近づいてきます。

瞑想を続けるうちに、ストレスや不安、恐怖心が軽くなり、精神的な状態が改善されるでしょう。

よりくわしい プレハビリテーションの方法

手術までの準備や生活改善によって「手術がうまくいくか」が決まり、結果的に「がんの治癒率や生存期間」が変わってくる可能性があるのです。

昨今のコロナ禍では、がんの手術が延期になった患者さんが増えました。

もし、あなたのがんの手術が延期になったとしても、「準備期間ができた」とポジティブに考えることもできます。高齢のがん患者さんには、ぜひ、プレハビリテーションを手術まえの生活に取り入れていただきたいと思います。

なお、プレハビリテーションの重要性を広く知っていただく目的で、私が所属する産業医科大学第１外科は、2021年２月にクラウドファンディングを計画しました。

皆様からお寄せいただいた資金で、無料のガイドブック（『がん手術日までの過ごし方：術前から始める大切な準備　プレハビリテーションについて』）と動画（『手術のまえからはじめる心と体の準備 プレハビリテーションのすすめ』）を作成しました。以下のホームページをぜひご活用ください。

https://www.uoeh-u.ac.jp/University/Corporation/2021surgery/prehavi.html

患者のセルフケアだけでも生活の質が改善する

今まで述べてきたように、がん治療がうまくいくかどうかを左右する要因には、さまざまなものがあります。

これらは大きくは**医師側の要因**と、**患者さん側の要因**に分けられます。

まずは「医師側の要因」ですが、これには医師の経験、技量、そして病院のボリューム（治療件数）などがあります。多くの場合、こういった医師側の要因ばかりがクローズアップされ、ときに過大視されます。

当たりまえですが、医師（主治医）の経験や技量によって治療がうまくいくかが決まることがあります。

さらには、病院の質（医療レベル）も関係があります。がんの種類や治療法にもよりますが、一般的に治療件数が多い病院のほうが、治療がうまくいくことを第1章でもお伝えしました。

つまり、**「病院の実力」**も治療がうまくいくかどうかを左右するのです。

ですから、より大きな専門性の高い病院を選ぶこと、（選べない場合も多いのですが）経験豊富な主治医に当たることが重要になってきます。

一方で、あまり重視されませんが、治療の成功を左右する要因として、「患者さん側の要因」もあります。

これには、**年齢、日常における活動性、生活歴**（**喫煙など**）、**基礎疾患**（**持病**）、**栄養**（**免疫**）**状態、そして、体力**（**持久力・筋力**）などがあります。

じつはこの**医師側の要因と患者さん側の要因を比較すると、場合によっては患者さん側の要因のほうが重要なこともあります。**

極端な話、どんなにいい病院で、どんなにいい主治医から、どんなにいい治療を受けたとしても、患者さんの条件がよくない場合にはうまくいきません。

重要なのは、**患者さん側の要因の中には、自分自身で改善可能なものがある**ということです。とくに、「プレハビリテーション」の項目で述べた内容と同様になりますが、術前でも術後でも、**筋肉量の減少**、**低栄養状態**、そして、**精神的ストレス**についいては、改善する手立てがあります。

これがセルフケアの考え方です。

お伝えしてきたように、がん患者さんのセルフケアの3つの柱は、運動（有酸素運動と筋トレの組み合わせ）、食事療法（タンパク質を意識した食事メニュー）、そして、精神的ケア（瞑想やヨガ）です。

たとえがん治療の効果が乏(とぼ)しい場合にも、**セルフケアだけでも続けることで、**

日々の生活の質が高まり、患者さんによってはがんがあまり進行しないケースもあります。

実際に私が担当した患者さんのお話をさせていただきます。

治療とセルフケアで再発も乗り越えた60代女性のケース

Aさんは60代の女性で、膵臓がん（当時のステージⅢ）の患者さんです。診断がついたときには、後腹膜（背中側の腹膜）に広がる進行がんでしたが、なんとか手術で切除できました。こういった患者さんは、再発のリスクが高いのですが、しばらくは再発なく順調に経過していました。

ところが、手術から2年経過したところで、それまで正常だった腫瘍マーカー（CA19－9とCEAの両方）の上昇が見られました。CT検査を行ったところ、手術でがんを切除した部位に再発と見られる影が発見され、局所再発と診断されました。

再発に対して抗がん剤治療を試みましたが、腫瘍マーカーはさらに上昇し、再発したがんの影は大きくなっていました。これ以上の効果が期待できないため、抗がん剤治療は中止となりました。

膵臓がんが再発した場合、Aさんのように治療が効かないことが多く、このままだと「余命半年〜もって1年」という状態まで追い込まれました。

ところが、Aさんはあきらめませんでした。**がんの再発をきっかけに、食事と運動を中心に生活習慣を大きく改善しました。**

がんになる以前は、食事には無関心だったそうですが、がんと診断されてからは、**雑穀米、野菜を中心とした具だくさん味噌汁、ヨーグルト、黒酢、海藻**など、体によいとされる食品をとり続けました。

また、散歩や筋トレもはじめて、がんの再発がわかってからも継続していました。

すると、不思議なことに、治療をしていないにもかかわらず、ある時期から再発したがんの進行がストップしました。それどころか、じょじょにがんの影が小さくなり、腫瘍マーカーも低下しはじめたのです。Aさんは、がんが小さくなっていることを喜び、「がん再発に負けない」生活を信じて続ける決意をしました。

そして、気がつけば、手術してから5年、再発してから3年もたっていました。

Aさんは、その後も笑顔で外来に通ってこられ、日々の食事や運動の内容についてお話ししてくれます。

たとえがんが再発しても、患者さん自身が希望を捨てずにセルフケアを続けることで、がんとつきあいながら長生きすることが可能な場合もあります。

では、これからセルフケアでは具体的に何をしたらよいのかくわしく解説しますので、日々の生活に取り入れていただきたいと思います。

治療後もかんたんな運動で再発率と死亡率が下がる

お伝えしてきたように、高齢のがん患者さんに必須のセルフケアは**運動**です。がんと診断されてからも、体を活発に動かしたり、スポーツをすることで、生活の質が高まり、がんの再発が減り、生存率が改善する（長生きできる）ことが多くの研究からわかっています。

実際に、過去の研究をまとめた解析では、がん患者さんが運動をすることで、がんの再発が21〜35％減り、がんによる死亡率が28〜44％減り、またすべての死因による死亡率も25〜48％減るとのことです（次ページ図）。とくに高齢のがん患者さんでは体力（とくに筋力）が落ちていることが多いので、運動がとても重要です。

がん患者における運動のメリット

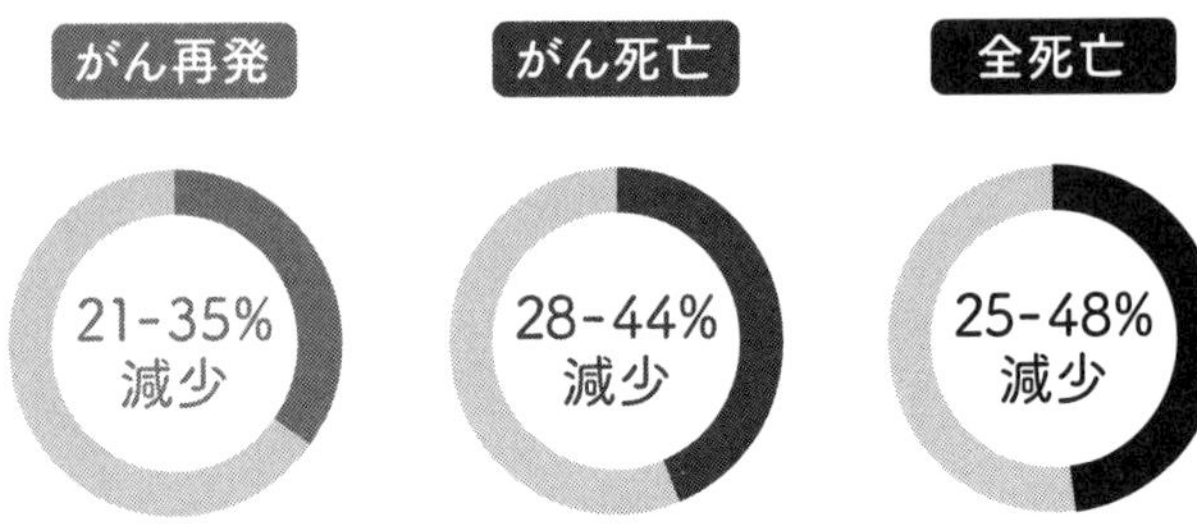

「Aust J Gen PraCT. 49(4):169-174, 2020.」のデータを元に作図

では、どういった運動をどの程度すればいいのでしょうか。

まず、**「運動なんてとてもムリ！」と感じる場合は、ラジオ体操からはじめるのがよい**でしょう。

なんとか運動にトライしたい場合、アメリカスポーツ医学会から発表された**「がんサバイバーのための運動ガイドライン」**では、すべてのがん患者さん（がんサバイバー）に、

1. （息が上がる程度のきつさの）有酸素運動（30分間以上）を週に3日以上

2. レジスタンス運動（筋トレ）を週に2日以上

を基準として推奨しています。理想的には、毎日の有酸素運動と週に2回の筋トレです。

ただ、治療の状況や体のコンディションによっては、あまりムリをせずに、週に一～二日だけでも運動する習慣を続けることをオススメします。

抗がん剤治療の影響などで一日中きつい日や、すこし動いただけで息切れやめまいがするような日は、ムリせず休息したほうがいいでしょう。

手術後に運動療法を行う場合は、手術の種類によっても違いますが、腹腔鏡（ふくくうきょう）など傷の小さな手術では、目安として術後1週間後頃から、開腹手術や開胸手術の場合は、術後2週間頃から筋トレを開始していただきたいと思います。

また、筋トレを開始するまえに、主治医の許可をもらいましょう。

有酸素運動は、**ウォーキング、ジョギング、サイクリング（エアロバイク）、エアロビクス、スイミング、水中エアロビクス（アクアビクス）**などから、ムリなく続けられるものを選びましょう。

手軽にはじめられるものとしてはウォーキングがいいでしょう。

ウォーキングの場合、もちろん自分のペースで歩いていいのですが、できればすこし息がはずむ程度の「早歩き」を目指しましょう。

もしも可能であれば心拍数を測定し、最大心拍数の60〜70％を目標にします（運動の習慣がなく、すこしの運動で息が上がる人の場合は、40〜50％程度）。

最大心拍数とは、220から年齢を引いた数で、年齢とともに少なくなります。

たとえば70歳の人であれば最大心拍数は220－70＝150です。

有酸素運動に加えて、**レジスタンス運動（筋トレ）**も重要です。実際に、アメリカのがんサバイバーを対象とした研究では、**筋トレ（週に一日以上のウェイトトレーニング）をしているがん患者さんは、生存期間が延長し、がんを含めたすべての死因による死亡リスクが30％以上も減少**していたそうです。

とくに高齢のがん患者さんでは、筋肉量の減少や筋力低下が目立ちますので、筋トレは必須のセルフケアといえます。

筋トレに関しては、スポーツジムで専門のトレーナーの指導のもとに行うことが理想ですが、スクワット、体幹（たいかん）運動（プランク）、腕立て伏せなどの自重運動（自分の体重による負荷を筋肉にかけて鍛えるトレーニング）でもいいでしょう。とくにスクワットは自宅でも外でもどこでもできるメリットがあります。

『いのちのスクワット』（マキノ出版）の著者である石井直方（いしいなおかた）さん（東京大学名誉教授）は、60代に2つのがん（悪性リンパ腫と肝門部胆管（かんもんぶたんかん）がん）を経験したがんサバイバーです。

石井さんは、学生時代からボディビルダー、パワーリフティングの選手として筋肉を鍛えていて、健康には自信があったそうです。ところが、がん治療の入院中、体力の衰えに加えて体重、筋肉が落ちたことを実感しました。「このままではいけない」と病室で「スロースクワット（石井さんの提唱するゆっくりとしたスクワット）」など筋トレを再開したそうです。そのおかげで、抗がん剤治療や骨髄移植、そして肝臓の3分の2を切除する大手術からも生還し、早く回復することができました。

石井さんは、「筋肉を鍛えていなかったら、私のようなケースでは2度死んでいてもおかしくなかったかもしれません。スクワットは、まさしく私のいのちを支え続けたといってもいいすぎにはならないと思います」とおっしゃっています。

筋トレの注意点は、

- **負荷（ダンベルの重さなど）を大きくしすぎないこと**
- **筋肉痛がひどいときや、きついと感じた場合には回数を減らすこと**

です。ただ、最初きついと感じても、じょじょに筋肉がついてきて楽になってきますので、あせらず続けることが大切です。

高齢者にもオススメ！超かんたん筋トレ

初心者や体力に自信のない方にはまず、とにかくかんたんにふくらはぎが鍛えられる**「かかとの上げ下げ運動」**をオススメします。

家事や仕事の合間でも行えます。

「かかとの上げ下げ運動」がかんたんすぎて、物足りない方は、下半身が鍛えられる**「座ってスクワット」**がオススメです。

超初心者向け

● かかとの上げ下げ運動

（ふくらはぎが鍛えられる）

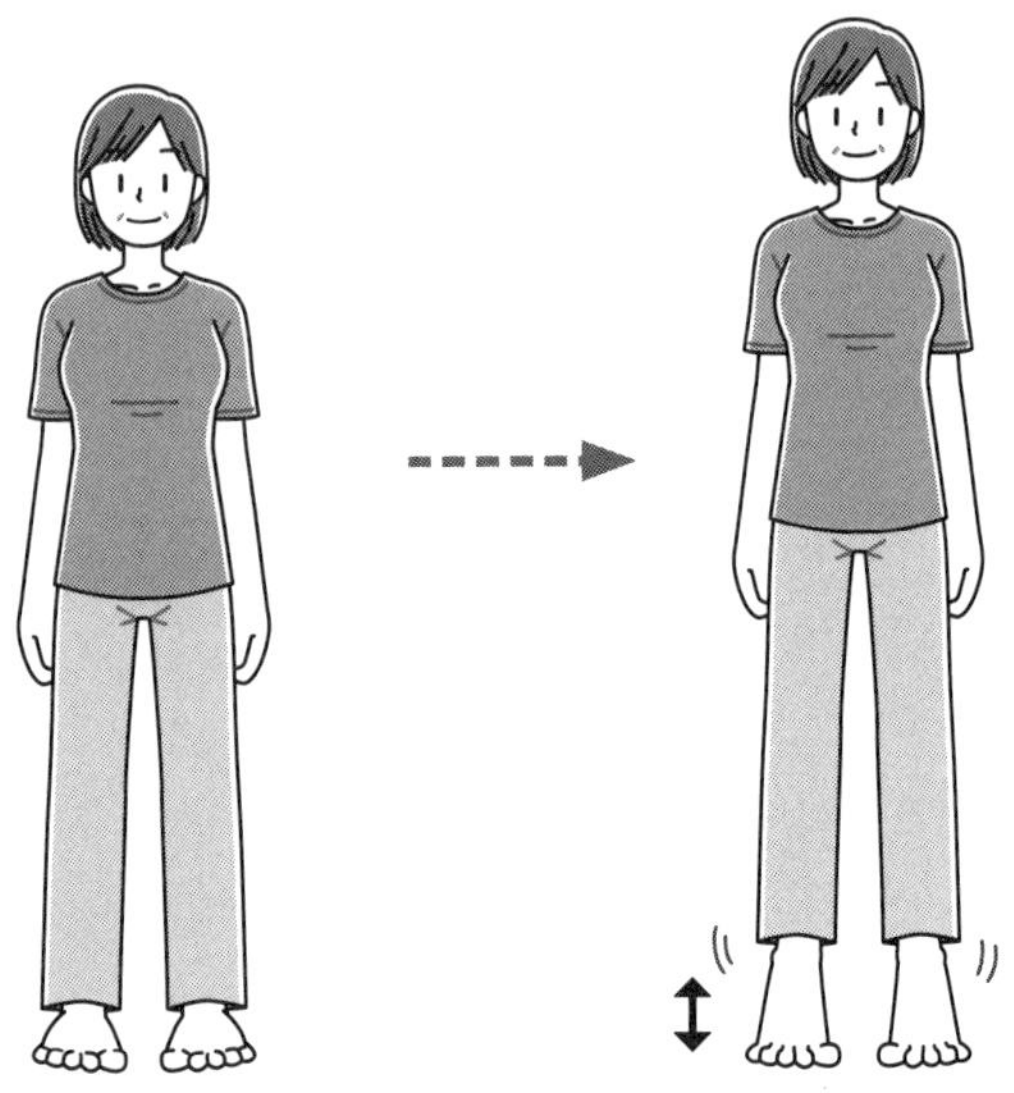

①両足を肩幅程度に広げて、まっすぐ立つ。
※途中で息つぎをしながら行う。決して息を止めないこと。

②ゆっくり両足のかかとを上げて5秒キープし、ゆっくりおろす。10回くり返す。

これを1セットとして、2〜3セット行う。

※椅子や壁につかまりながらでもよい。椅子に座りながらでもよい。

初心者向け

●座ってスクワット

（下半身が鍛えられる）

①肩幅よりもやや広めに足を開きながら、椅子に浅く座る。両手は胸の前で交差させるか、前方に伸ばす。
※ひざがつま先よりも前に出ないようにする。

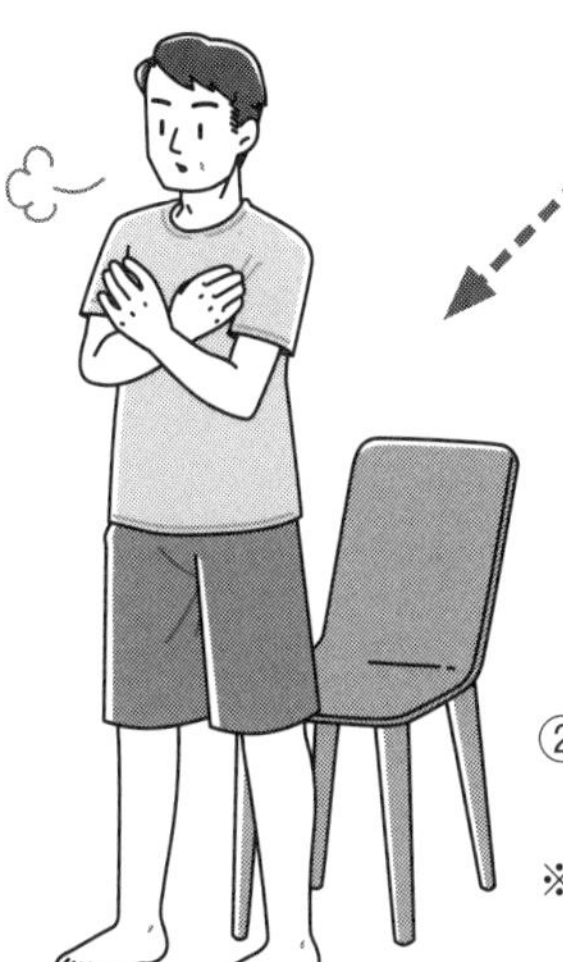

②背すじを伸ばしながら、ゆっくりと立ち上がる。
※途中で息つぎをしながら行う。決して息を止めないこと。

③ゆっくりと①の姿勢に戻る。

②～③を10回くり返す。これを1セットとして、2～3セット行う。

「かかとの上げ下げ運動」と「座ってスクワット」が物足りなく思えたら、全身の筋トレという観点から、「腕立て」「プランク」「スクワット」の3つをオススメします。

お好きなものからやってみてください。

基本筋トレ1

●腕立て
（上半身全体を鍛えられる）

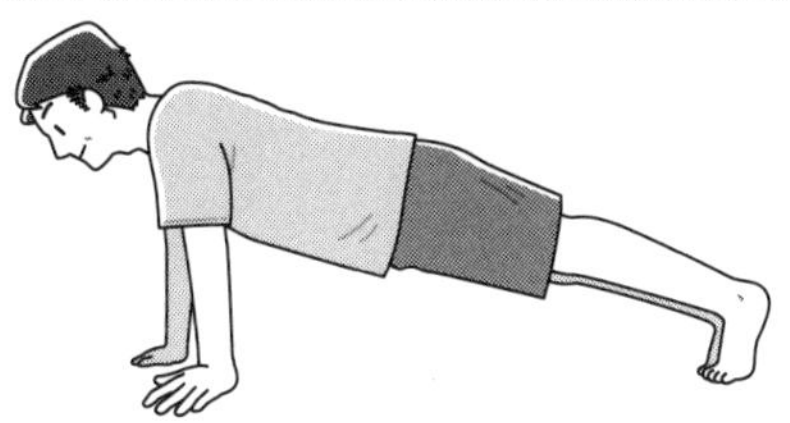

①両手を肩幅程度に広げて床につく。両足を伸ばしてつま先を床につけ、上体を持ち上げる。

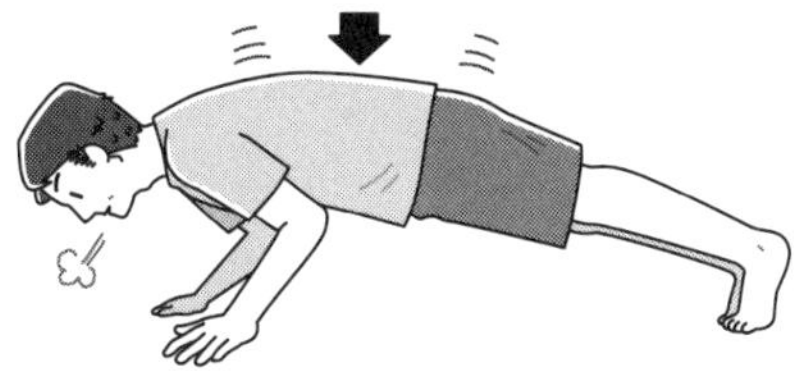

②できるだけ体を床に近づけるように、ゆっくり両ひじを深く曲げて、1秒静止する。
※全身をまっすぐ保ったまま動く。
※途中で息つぎをしながら行う。決して息を止めないこと。

③ゆっくりと両腕を伸ばし、元の位置に戻る。
②〜③を10回くり返す。
これを1セットとして、2〜3セット行う。
※通常の腕立てがつらい方は、両ひざを床につけた状態で行うとよい。

基本筋トレ2

●プランク

（腹筋や体幹を強化する）

①両手を肩幅程度に広げ、両ひじを曲げてうつぶせになる。

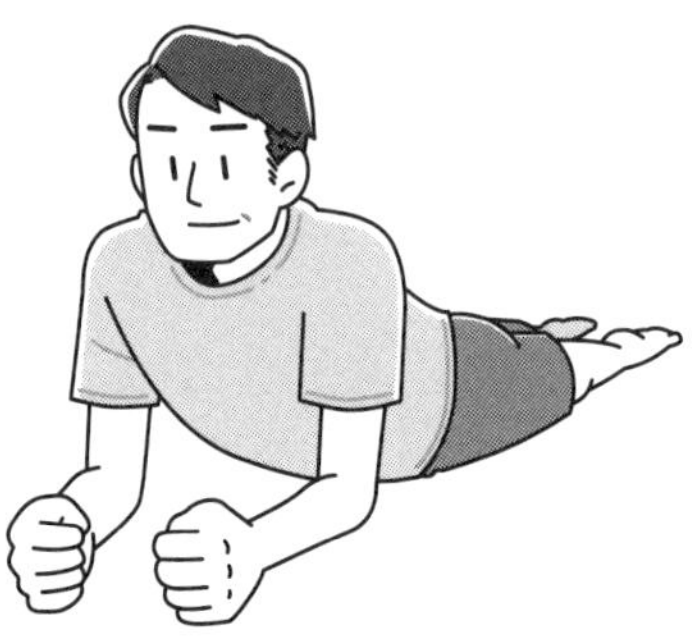

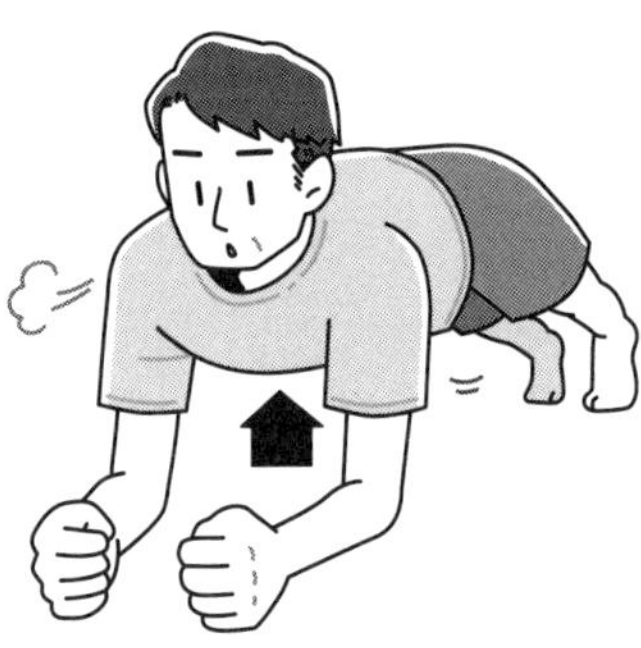

②両ひじを床につけたまま、両ひじとつま先で体重を支えて上体を持ち上げる。この姿勢を1分間（難しければ30秒間）キープする。

※全身をまっすぐ保ったまま動く。

※途中で息つぎをしながら行う。決して息を止めないこと。

③ゆっくりと①の姿勢に戻る。
②〜③を10回くり返す。
これを1セットとして、2〜3セット行う。

基本筋トレ3

● スクワット
（下半身と背中の筋肉も鍛えられる）

①肩幅よりもやや広めに両足を開いて立つ。目線は前方に向ける
両手は胸の前で交差させるか、前方に伸ばす。

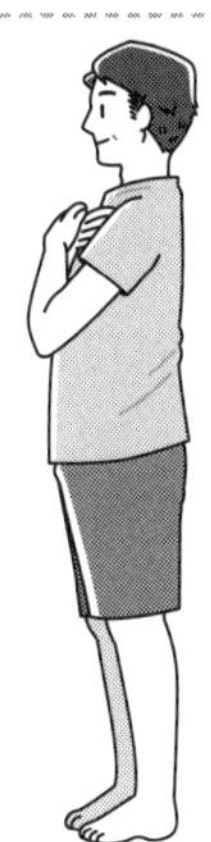

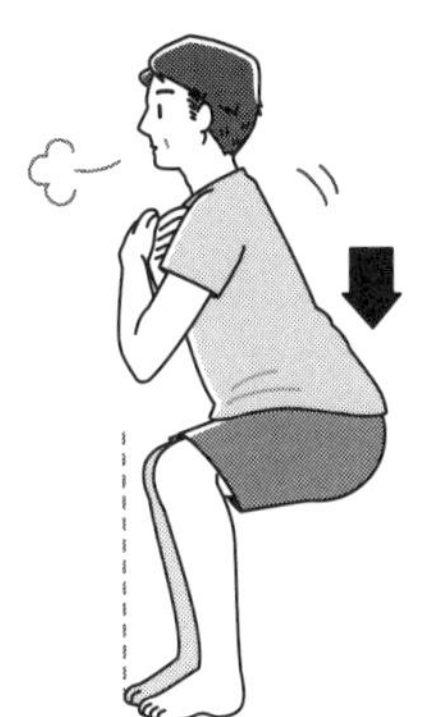

②背筋を伸ばしながらひざを曲げ、太ももが床と水平になるまで、ゆっくりと腰を下ろす。
目線は前方のまま。

③ゆっくりと①の体勢に戻る。②〜③を10回くり返す。
これを1セットとして、2〜3セット行う。

※途中で息つぎをしながら行う。決して息を止めないこと。
※ふらつきやすい方は、椅子や手すりにつかまりながら行ってもよい
※②がつらい場合は、腰を下ろすのを中腰程度で止めてもよい。
※ひざがつま先よりも前に出ないように。ひざがつま先よりも前に出るとひざ関節に負担がかかり、痛みにつながる。

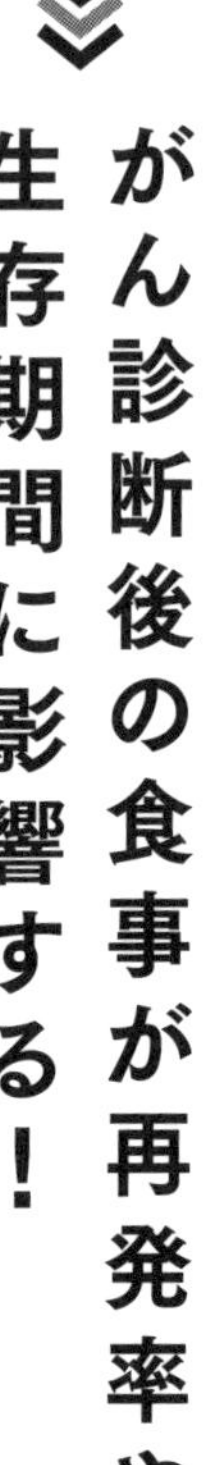

がん診断後の食事が再発率や生存期間に影響する！

高齢のがん患者さんは、どのような食事をとればいいのでしょうか？

がん患者さんが、医師に食事についてのアドバイスを求めたとき、「（どうせ再発や生存率には影響しないので）何を食べてもいいですよ」という答えが返ってくることが多いと思います。たしかに、**手術後の回復期や食事がほとんどできないときには、食べられるものなら何でもいいのでカロリーが高いものを摂取**することが必要です。

また、がんが進行して余命数カ月と差し迫った場合には、好きなものだけを食べるのも選択肢のひとつでしょう。

一方で、すべてのがん患者さんに、「何を食べてもいい」、または「何を食べても（がん治療の）結果は変わらない」とはいえません。

なぜなら、**がん診断後の食事が、再発や生存期間に影響する**という研究データ（エビデンス）があるからです。

つまり、長い目でみた場合、がん診断後に「何を食べるか」によって、長生きできるかどうか決まることもあるのです。もちろん、治療にともなう副作用や後遺症のため、いつも理想的な食事ができるとは限りませんが、治療が一段落し、ある程度落ち着いてきたら、食生活を見直してみましょう。

過去の研究データから総合的に考えると、がんの再発リスクを減らして生存率を改善するための食事のポイントは以下の2つがあります。

① 良質のタンパク質を意識する

② 野菜・豆類もしっかりとる

この２つをくわしく説明します。

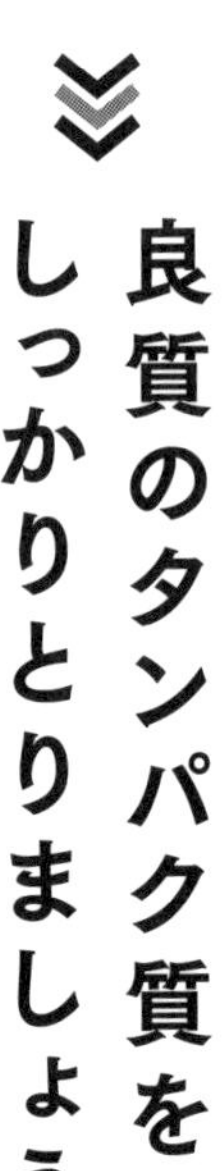

良質のタンパク質をしっかりとりましょう

高齢のがん患者さんは１０６ページでもお伝えしたように、筋肉量・筋力を保つために良質のタンパク質が不可欠です。高齢者では、食事からのタンパク質の摂取が不足することが多くなります。

日本人の食事摂取基準（２０２０年版）によると、65歳以上の高齢者におけるタンパク質の一日の推奨量は、男性で60グラム、女性で50グラムとなっていますので、まずは最低レベルとして、この数値をクリアするように食事を工夫しましょう。

「プレハビリテーション」のところでもお話ししましたが、がん患者さんは、一日に体重1キロあたり1・2～1・5グラムのタンパク質（体重50キロであれば、60～75グラム）を摂取することが理想的なのです。

実際に、**タンパク質を多くとっている高齢のがん患者さんは長生きする**という研究データがあります。

抗がん剤などによる治療中の高齢がん患者さんを対象として、食事中のタンパク質の量と生存期間との関係を調査した研究によると、**高タンパク食（体重1キロあたり1・5グラム以上／一日）のグループは、低タンパク食（体重1キロあたり1・5グラム未満／一日）のグループに比べて、生存期間が延長**していました。

タンパク質をしっかりと摂取するためには、**必須アミノ酸をバランスよく含んでいるタンパク質食品**を選ぶ必要があります。

必須アミノ酸とは、体内で合成できない9種類のアミノ酸（イソロイシン、ロイシン、リジン、メチオニン、フェニルアラニン、スレオニン、トリプトファン、バリン、ヒスチジン）のことです。食品中の必須アミノ酸の含有比率を数値化したものがアミノ酸スコアで、この値が高いほど良質のタンパク質といえます。

アミノ酸スコアが１００の食品には、肉（牛サーロイン、豚ロース、鶏ムネ肉、鶏レバー）、卵（鶏卵）、牛乳、ヨーグルト、魚類（アジ、イワシ、カツオ、サケ、ブリなど）、大豆食品（豆腐、納豆、豆乳）などがあります。

毎食ごとのメニューにこれらの食品を加えることを意識しましょう。また、食品別のタンパク質量の一覧表をインターネットなどからコピーして手元に置いておくと便利です。

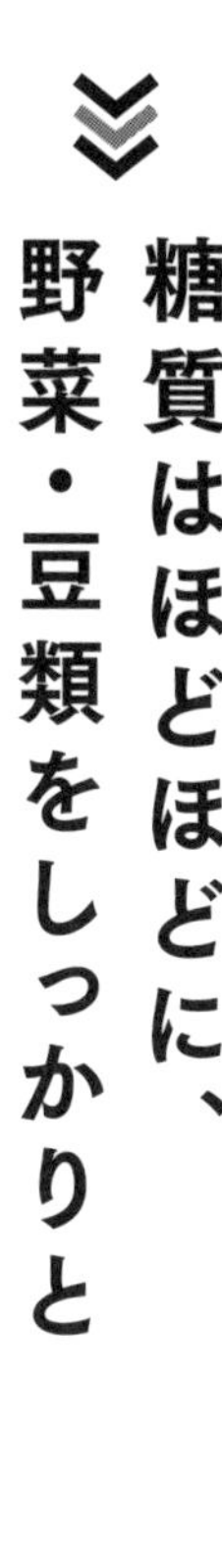

糖質はほどほどに、野菜・豆類をしっかりと

もうひとつ、長期的な視点からは、血糖値が急激に上がらない食事を心がけることが重要です。血糖値が上昇すると、それを下げようとして膵臓からインスリンが分泌されるわけですが、この**インスリンががんを進行させる**ことがわかっています。

また、高血糖状態は体全体の慢性の炎症を引き起こしますが、この炎症によってがんが進行します。実際に、**血糖値が高い状態が続いているがん患者さんは、生存期間が短くなる**というデータがあります。

ご存じのように、糖質が含まれている食品（白米やパン、うどんなどのめん類、砂糖が入った飲料など）をとると血糖値が上昇しますので、こういった食品を控えめにすべきです。**糖質は若い頃の半分の量が目安**となります。

大腸がん患者さんの診断後の食事を調査した研究によると、糖質を多くとっていたグループに比べ、糖質が少なく、代わりに植物性食品を豊富にとっていたグループでは、大腸がんによる死亡率が約70％低下していました。

野菜や豆類には食物繊維がたくさん含まれていて、腸内環境を整えるのに役立ちます。最近の報告では、**腸内環境をよい状態に保つことが、がん患者さんの生存期間を延ばす**ことにつながることがわかってきました。ですので、お米ばかり食べるのではなく、**野菜や豆類もたくさん食べる**ように心がけましょう。

栄養補助食品も利用する

食欲がなくて、あまりタンパク質がとれない患者さんは、栄養補助食品を上手に利用しましょう。

アイソカルシリーズ（ネスレ日本）、明治メイバランス（明治）、エンジョイクリミール（森永乳業）など、比較的少ない量でもタンパク質が豊富に含まれている飲料やゼリーなどが市販されています。最近では、コーヒーやフルーツ、スープ味など、さまざまなフレーバーのものが増えていますので、飲み比べてみるのも楽しいと思います。

がん患者さんにサプリメントは必要か？

がん患者さんにとって気になるものとして、サプリメント（健康食品）があります。

ネットを検索すると「がんが消えるサプリメント」といった広告を目にすることもあるでしょう。あるいは、親戚や知り合いの人に「誰々のがんに効いたサプリメント」をすすめられたことがあるかもしれません。がんが治る可能性が少しでもあるならと、実際にサプリメントを試した患者さんもいらっしゃると思います。

では、はたしてがんに効くサプリメントはあるのでしょうか？

結論からいうと、**ある特定のサプリメントだけで、がんが治る（あるいは、がんの**

再発を防ぐ）というしっかりとしたエビデンスはありません。

ですので、積極的にはオススメしません。

一方で、一部の研究では、がん患者さんの生存率の改善（あるいは再発率の低下）と関係するサプリメントが報告されています。

がん診断後のサプリメントが生存率におよぼす影響について過去の研究をまとめたメタアナリシス（総合的な解析）によると、**サプリメントによるカルシウムとビタミンDの摂取に、がん死亡および全死亡リスク低下**との関係が見られました。

また、ビタミンDに関しては、日本人の肺がん患者さんを対象としたランダム化比較試験があります。

非小細胞性肺（ひしょうさいぼうせいはい）がんの患者さん１５５人を対象として、術後にビタミンＤ（一日１２００ＩＵ）のサプリメントまたはプラセボ（偽薬）を１年間投与した結果、血清ビタミンD濃度が低い患者さんに限定したサブグループ解析によると、生存率はビタミンD群のほうがプラセボ群よりも良好でした。

というわけで、**あえてサプリメントを摂取するのであれば、ビタミンDやカルシウム（あるいはマルチミネラル）**程度でいいと思います。

ただし、がん患者さんがサプリメントを摂取するうえでの注意点があります。

☑ **まずは食事を見直す（サプリメントは、あくまで食事からの栄養素をおぎなうもの）**

☑ **高額なサプリにだまされない（値段が高いと感じる場合はパスする）**

☑ **サプリメントだけでがんを治そうとしない（あくまで標準治療や生活のサポートとして考える）**

☑ **必要最低限にする（「あれもこれも」と増えていくとキリがなくなる）**

☑ **体に合わないと思ったら、すぐに中止する**

また、抗がん剤治療中の患者さんでは、**一部のサプリメント**（ビタミンB_{12}など）の**摂取によって、再発や死亡リスクが高まる可能性が指摘されています。**

したがって、抗がん剤治療を受ける患者さんは、主治医とよく相談してからサプリメントをとることをオススメします。

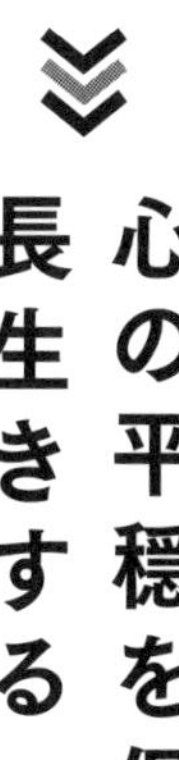

心の平穏を保つと長生きする

これまでのがん治療では、がんを根絶することや生存率を延ばすことばかりに重点が置かれ、患者さんの心（精神状態）は軽視されてきました。

ところが最近では、がん患者さんにとって、生活の質を高め、よりよいサバイバー生活を送るために、**「心の平穏を保つこと」**がとても重要であることがわかってきました。

ほとんどの人は、がん告知によって大きな心理的ショックを受けます。高齢の方はがんのリスクが高いことを知っていて、ある程度覚悟をしていたとしても、実際にがんの告知を受ける衝撃は相当なものです。頭の中が真っ白になり、自分ががんであることを信じようとしなかったり、否定しようとしたりする心の動きが起こります。

しばらくは、気持ちが落ち込み、何も考えられない状態が続くこともあります。多くの患者さんが、がんや治療に対する漠然とした不安やストレスを抱えたまま日常生活を送るのです。

こういった反応は、がん患者さんなら誰にでも起こり得ることで、避けては通れません。ただ、**がんの不安や心配がひどい場合には、生活の質が低下し、患者さんの生存期間が短くなる**という報告があります。

イギリスの16万人以上の国民を対象として、心理的状態とがん死亡率との関係に

がん患者の心理状態が楽天的なほうが死亡率が低い

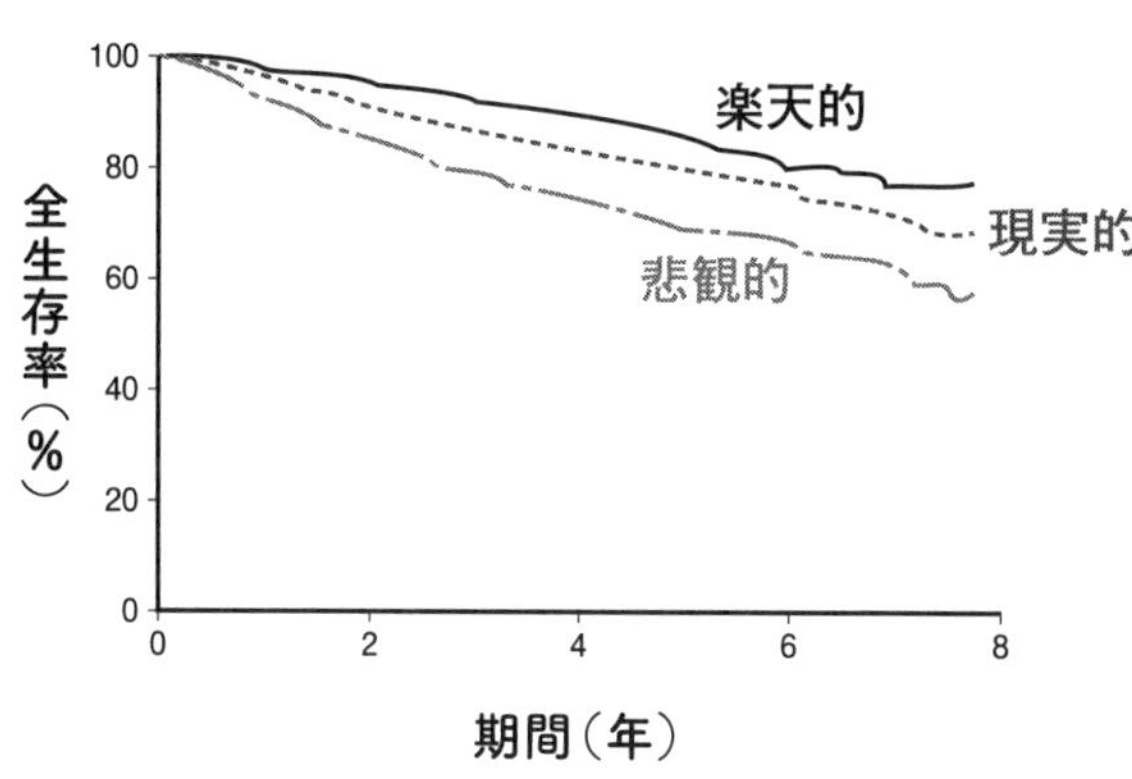

「Cancer. 124(17):3609-3617、2018.」の図を参考に作成

ついて調査した2017年の研究では、心理的苦痛（不安やうつ）が強い人では、弱い人と比較して、がんによる死亡率がおよそ30％も高くなっていました。また、がんの再発に対する恐怖が強い人は、同じステージであっても死亡リスクが高くなることが多くの研究によって明らかになっています。

一方で、2000人以上のがん患者さんを対象とした2018年の研究では、自分のがんについて深刻にとらえる現実的な人や、「どうせダメだろう」と考える悲観的な人に比べ、**「なんとかなる」と考える楽天的な人は生存期間が長くなっていました**（前ページの図）。

このように、がんに対する心理的な苦痛が大きいことや、がんの生存率を悲観的に考えることは、生活の質を低下させるだけでなく、生存期間にも影響します。

心理的ストレスによって生存率が悪くなる理由としては、ストレスによって体の中に増えるホルモンのがん促進作用、ストレスによる炎症（慢性炎症）の悪化、または、ストレスによる免疫機能の低下が考えられます。

「病は気から」といいますが、これはがんにも当てはまるのです。

がんのことが気になったら、気晴らしとして、**自然の中に出かける、散歩する、趣味のスポーツをする**、または**好きな映画やテレビを見る**など、リラックスし、気持ちがよくなることをしてみましょう。

それでも「がんのことが一日中頭から離れない」「こわくて夜も眠れない」と

いった日常生活に支障をきたす症状がある場合には、遠慮せずに主治医や看護師をはじめとする医療スタッフに相談してみましょう。

必要な場合には、精神科、心療内科、または精神腫瘍医（がん専門の精神科）への受診を手配してくれるでしょう。病院によっては、緩和ケア外来や緩和ケアチームで、がん患者さんの心のケアを行うところもありますので、病院の「がん相談窓口」や「患者さん相談窓口」などで聞いてみてください。

また、「不安や心配に思うこと」をそのつどノートに書き出してみることもオススメです。たとえば、**「いつがんが再発するのだろうか?」「がんが進行すると、どんな痛みが出るのか?」「最期はどうなって死ぬのか?」**など、漠然と頭に浮かぶ不安な気持ちを言葉にすることで、自分の気持ちを冷静に客観視できます。

また、不安や心配事をつづったノートを読み返してみることで、気持ちがすこし軽くなることがあります。

瞑想やヨガを取り入れるのもオススメです。

瞑想によってがん患者さんの不安が軽くなり、生活の質が高まったという研究結果があります。とくにがん患者さんには、ストレス対処法のひとつとして医療・教育・ビジネスの現場で最近注目を集めている「マインドフルネス瞑想」をオススメしています（110ページ参照）。

マインドフルネスとは、「今この瞬間」の自分の体験に注意を向けて現実をあるがままに受け入れる心の状態のことをいいます。

がん患者さんは、いつも再発の恐怖や不安、ストレスとたたかっています。マインドフルネスでは、そういった感情を否定したり、無理に消そうとするのではなく、ありのまま受け入れることからはじまります。

そして、「今ここ」に心を向けることによりじょじょに心が無の状態に近づいてきます。

高齢のがん患者さんでも仕事したっていい

高齢でもがんを克服して長生きしている人の特徴のひとつとして、「仕事など社会への関わりを持ち続けていること」があります。

今や定年退職後も働き続ける時代になりつつあります。

がんの治療後も仕事を続けること、あるいは、新しく仕事をはじめることを目標にしていただきたいと思います。

Bさん（60代、男性）は、膵臓のがんを摘出後も「私がいなくなると会社が潰れるから」と、社長として忙しく働いています。

Cさん（70代、男性）は、胆管がんの切除後5年にもなりますが、新たに学校給

食の運搬のお仕事をはじめられました。「子どもに給食を届けることが楽しみ」とおっしゃっています。

また、**Dさん（80代、女性）は、胃がんの切除後10年になりますが、いまだにお孫さんを含めた大家族の食事を担当されています。**

「私しか食事の支度をやる人がいないから」とおっしゃっていますが、家族としての役割を持ち続けることが大切なようです。

このように、高齢でもがんの治療中や治療後に仕事や家事などに関わり続けることが、生きがいにつながります。

ムリをしない範囲でトライしていただきたいと思っています。

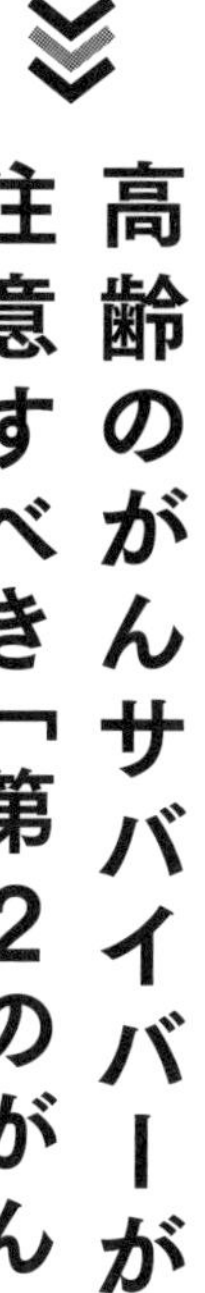

高齢のがんサバイバーが注意すべき「第2のがん」

最近のがん治療の進歩にともなって、がんの生存率が向上しています。今や、がん患者さん全体の5年生存率は70％（10年生存率は60％）に近づきつつあります。つまり、がんと診断されたとしても、**半数以上の人が治る**ということを示しています。このため、日本においてもがんを克服した「がんサバイバー」が増えていて、とくに高齢者でその増加が目立ちます。

がんサバイバーの増加につれて、たとえ最初の「がん」を治療により克服しても、他の臓器に別の「がん」が発生するケースが増えてきました。

このように、がんと診断された患者さんに、同時に、または時間がたってから新たに発症した別のがんを**「重複(ちょうふく)がん（最初のがんの診断から3カ月〜10年の間に診断されたがん）」**といいます。

重複がんの対策はどうしたらよいでしょうか？

日本で35万人以上のがんと診断された患者（0〜79歳）を追跡調査した2012年の研究によると、2・5年（中央値）と比較的短い期間中に1万3385人（3・8％）が重複がんを発症していました。

とくに、60代で最初のがんと診断された人では、その後の10年間に新たにがんと診断される確率は13％（男性で16％、女性で9％）ですので、高齢のがん患者さんでは重複がんのリスクがさらに上昇することがうかがえます。

海外から報告された別の研究によると、重複がんを発症した患者のうち、13％は最初のがんが原因で死亡していましたが、55％は第2のがんが原因で死亡していました。

重複がんの原因としては、遺伝子異常などの素因、ウイルスなどの感染、環境や生活習慣、その他、最初のがんに対する治療の影響（抗がん剤や放射線治療）などがあります。つまり、原因によっては重複しやすい「がんの組み合わせ」というのがあるのです。

たとえば、最初のがんが乳がんの場合、重複がんとして、卵巣がん、膵臓がんなど、遺伝的素因（たとえばＢＲＣＡ遺伝子の変異）によってリスクが高くなるがんが多いことが報告されています。

ヒトパピローマウイルス（ＨＰＶ）の感染が原因と考えられるがん（子宮頸がん、咽頭がん、口腔がん等）も、重複がんとして発生することがあります。

喫煙者で、肺がんと診断された患者さんは、喫煙が原因と考えられているがん（喉頭がん、咽頭がん、口腔がん、食道がんなど）を発症するリスクが高いことが報告されています。

飲酒量が多い人が食道がんにかかった場合、アルコールが原因のがん（口腔がん、咽頭がん、大腸がん、肝臓がん、乳がん）が重複がんとして発生するリスクが高くなります。

最初のがんが消化管（胃がんや大腸がん）の場合は、重複がんとしてやはり消化管のがんが多いことがわかっています。たとえば、胃がんと診断された人では大腸がんが発生することが多く、大腸がんと診断された人では胃がんのリスクが高まることが報告されています。

重複がんを経験した80代の男性は毎日1時間の散歩で今も元気

私が担当する**患者さん**（86歳、男性）は、73歳で十二指腸がん、74歳で肺がん、

そして、85歳で大腸がんの手術を受け、今なお元気に暮らしていらっしゃいます。

高齢にもかかわらず3つのがんを克服できたわけです。

その理由としては、それぞれのがんが比較的早い段階で見つかったことと、患者さんに手術に耐えられる体力があったことがあげられます。この方は**毎日1時間くらい散歩していたそうで、しかも85歳過ぎてもずっと散歩を続けているそうです。**

いずれにしても、一度がんと診断されたことのある高齢者では、重複がんのリスクを念頭におく必要があります。とくに抗がん剤や放射線治療を受けた人は、重複がんのリスクが高くなる可能性があります。

がんの治療後には、定期的な再発や転移のチェックを続けることが一般的ですが、多くの場合、必要最小限の検査しか行いません。

なので、他のすべての臓器のがんが発見されるとは限りません。

重複がんをより早期に発見するためには、再発をチェックする定期検査だけでなく、自分でがん検診を受けることが重要です。

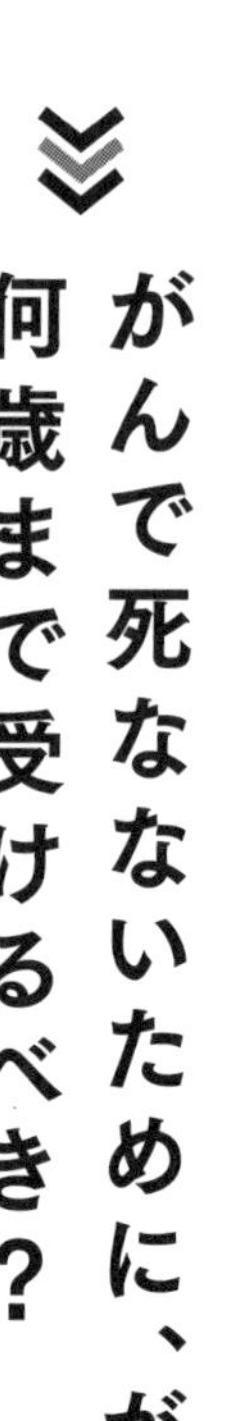
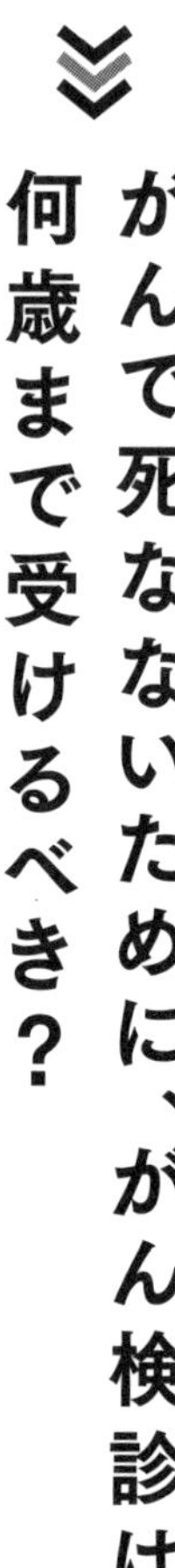

がんで死なないために、がん検診は何歳まで受けるべき？

高齢のがん患者さんからよく聞く言葉として、**「健康には自信があり、元気に暮らしているのに、どうしてがんになったのか」**というのがあります。

何も症状がなく、普段とまったく変わらない日常生活を送っていたとしても、がんが潜んでいることがあるのです。

ところが、大きな病気を経験したことがなく、健康に自信のある高齢者ほど、病院での検査やがん検診を受ける機会が少ないため、がんが進行した状態で発見されることが多くなります。

がんはある日、突然できるのではありません。

まずは目に見えないがん細胞の集団ができ、数年から数十年かけて、じょじょにかたまりが大きくなっていきます。がんが大きくなると同時に、がん細胞はまわりの組織に広がったり、リンパ管や血管に侵入したりして遠くに転移します。この段階になると、手術ができないことが多くなり、治るチャンスが減るために命を落とすリスクが増えます。

ですから、がんで死なないためには、**がんをできるだけ早い段階で見つける**ことが重要になります。

たとえば、**胃がんの場合、ステージI（最も早期）の場合、5年生存率（診断されてから5年後に生存している人の割合）は95％以上**です。

一方で、がんが進行して遠くの臓器に転移をみとめるステージⅣでは5年生存率は10％以下になります。つまり、たとえがんになったとしても、早期に発見して適切な治療を受けることができれば、がんで死ぬことは回避できる可能性が高いのです。

さらに、（がんができる臓器にもよりますが）**がんの発見は早期であればあるほど体に負担の少ない治療が可能**になります。

たとえば、食道、胃、大腸など消化管にできた最も早期のがんに対しては、内視鏡（カメラ）を使った切除が可能なことがあります（74ページ参照）。

この内視鏡での切除は、全身麻酔を使った手術や追加の抗がん剤治療も必要ありませんので、高齢の患者さんにもほとんど負担になりません。

がんを早期に発見するためには、たとえ症状がなかったとしても、定期的にがん検診を受けることが必要になります。

現在、日本の市町村で行われているがん検診には胃がん検診、大腸がん検診、肺がん検診、乳がん検診、子宮頸がん検診があります。

これらのがん検診の対象は、子宮頸がん検診をのぞき、40歳（または50歳）以上となっていますので、年齢の上限はありません。

つまり、70代でも80代でもがん検診を受けることは可能なのです。実際に、平成28年度の国民生活基礎調査によれば、80〜84歳のおよそ3割、85〜89歳の2割の人ががん検診を受けているということです。

ただ、「がん検診は何歳まで受けるべきか」という問いに対する明確な答えはありません。なぜかといえば、**高齢者の中でも、受けるべき人と受けないほうがいい人がいる**からです。

がん検診の対象となる人は、当然ですが、がんの治療に耐え得ることが前提になります。**活動的で、人の手を借りずに、自分でお手洗いや入浴、着替え、食事など身のまわりのことができる人であれば、70代以上でもがん検診を受けていい**と思います。

一方で、重い持病を抱えていたり、要介護状態で、体力の衰えで身のまわりのことが自分でできない高齢者には、がん検診はオススメしません。

がんが見つかっても、治療が受けられないのであれば、あまり意味がありません。

むしろ、がんが見つかったことで、過剰治療につながり、死期を早める可能性さえあります。

また、高齢者は検査による偶発症（検査の目的と無関係の不都合な症状）のリスクが高くなるといわれています。

たとえば、胃X線検査でのバリウムによって腸閉塞になったり、大腸がん検診の精密検査として受ける大腸内視鏡検査によって脱水になったり、または、まれですが腸に穴があくこともあります。

「人間ドック」や**「がんドック」**などの任意型検診についても、体力低下や認知機能障害がある高齢者にはメリットが少ないと思います。

とくに、前立腺がんの発見を目的として行われているPSA検診については、治療の必要がない悪性度の低いがんが見つかることが多く、問題となっています。

というわけで、がん検診の対象者には年齢の上限はありません。

70代以上でも、元気で自立していれば、ご自分の判断で受けてもいいと思います。

一方で、重い（または複数の）持病がある場合や、活動性が低下している高齢者にはオススメしません。

具体的には、心臓や肺の機能低下があり、すこし動いただけで息切れするような病気の方です。たとえば、一日の大半は横になって過ごす、といった感じです。

そのような方はがん検診を受けるかどうかはよくよく考えましょう。

第3章のまとめ

●高齢がん患者さんの筋肉は減っていることが多く、筋肉量の減少は、がんの治療に悪影響をおよぼします。とくに、筋肉が減って筋力・身体機能が低下する「サルコペニア（筋肉やせ）」があると治療がうまくいかず、生存率が悪くなります

●がんの手術が決まったら、手術前から運動（有酸素運動と筋トレ）や栄養補助、メンタルケア（マインドフルネス瞑想）などの準備「プレハビリテーション」をはじめましょう

●患者さんが自分自身でできるセルフケアで、生活の質が改善することがあります

●がん治療後も運動を続けることで、がんの再発が減り、生存期間が延長するという報告があります。有酸素運動に加えて、レジスタンス運動（筋トレ）も取り入れましょう

●がん診断後の食事では、タンパク質をしっかりとることを心がけ、糖質は控えめで野菜・豆類を多めにしましょう。食事があまりとれない人は、健康補助食品も上手に利用するといいでしょう

●サプリメントは基本的には必要ありませんが、あえてとるならビタミンＤやカルシウム（あるいはマルチミネラル）程度で十分です

●がん患者さんに不安や心配はつきものですが、心の平穏を保ち、「なんとかなる」と楽天的に考えることが大切です

●高齢でもがんの治療中や治療後に仕事や家事など関わり続けることが重要です

●がんを克服した「がんサバイバー」では、第２のがん（重複がん）のリスクが高くなりますので、定期受診とがん検診を続けて早期発見に努めましょう

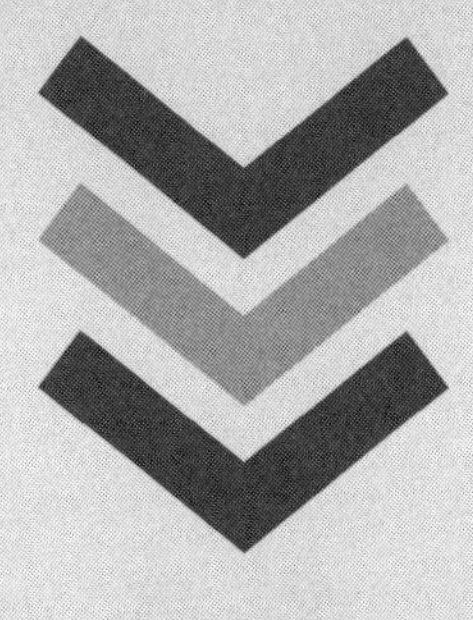

第4章

終活の壁

病いを受け入れると人生が充実する

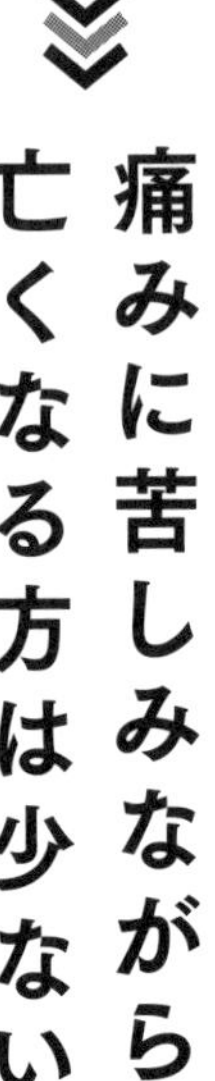

痛みに苦しみながら亡くなる方は少ない

がんになると、ほぼすべての人が「死の恐怖」を感じます。高齢者は、重い病気を患ったり、同世代の人が亡くなったりして、死をより身近なものとして感じる機会が増えると思います。それでもがんと診断されると、あらためて死の恐怖を感じる方が多いのです。

では死の恐怖から逃れる方法はあるのでしょうか？

がんによる死を恐れる理由は人によって違うと思いますが、大きく2つあると考えられます。

ひとつは、がん患者さんが死に至るまでの過程です。一般的に、「がんになったら痛みで苦しみながら死ぬ」といったイメージがあります。

ところが、**実際に多くのがん患者さんの最期を看取った私の経験では、痛みに苦しみながら亡くなった患者さんは多くありません。**

まず、がん自体は痛みません。

がんが大きくなって神経を圧迫したり、骨に転移したり、または臓器を巻き込んでトラブルを起こしたりした場合にだけ、痛みが出てきます。

ですから、最後までまったく痛みがない患者さんもいらっしゃいます。

たとえ痛みが出ても、**がんの痛みに対する治療が進歩し、ほとんどの痛みは軽減できるようになりました。**がんの痛みに対しては、段階的に強い鎮痛剤を使うのが原則です。

最初は弱い鎮痛剤を使いますが、痛みが強くなれば、麻薬系の鎮痛剤**「オピオイド」**を使うようになります。最近では、オピオイドは飲み薬だけでなく、貼り薬なども使えるようになり、痛みをコントロールしやすくなりました。「麻薬を使うと中毒になる」「麻薬を使うと寿命が短くなる」、あるいは「麻薬を使う＝末期」と思う患者さんが多いのですが、これらはすべて誤解です。

適切に使えば、中毒になることはほとんどなく、寿命が短くなることもありません。また、がんの早期でも痛みの強さに応じて麻薬を使うこともあるのです。上手に痛みや不快な症状をコントロールすることで、がんでも穏やかな死が可能です。

今や「がんになったら痛みで苦しみながら死ぬ」というよりも、**「がんで楽に死ぬ」**というイメージのほうが近いかもしれません。

死を恐れるもうひとつの理由は、**死後の世界が未知**であることです。

人は未知のものに恐れをいだきます。「死んだらどうなるのか？」「死後の世界はあるのか、ないのか」については誰も知りません。宗教では死後の世界について行き先を示してくれますので、信仰する宗教をもっている人は死後の世界をそこまで恐れることはないでしょう。ところが、日本人の多くが宗教を信仰していないといわれていますので、ふだんから死について考える機会がほとんどありません。

しっかりとした「死生観」をもっていない日本人は、死をことさら恐れる傾向にあります。

がんを抱えながらも、穏やかに充実した毎日を過ごしている患者さんの多くは、しっかりとした死生観や、死後の世界といったスピリチュアルな概念をもっています。

そして不思議なことに、**死を受け入れ、死の恐怖から解放された患者さんのほうが長生きする**といったことも経験します。心理的ストレスが減ることで、前述した、ストレスにともなうホルモンや炎症などが改善し、生存率がよくなると考えられます（１４８ページ参照）。

多くの死を看取った医師、久坂部羊氏は、著書『人はどう死ぬのか』(講談社)の中で、次のように述べています。

「死の恐怖の理由に、自分の存在が消えてしまうことや、親しい人との別れ、二度と楽しい思いができないことへの未練などもあるでしょうが、死ねばそういうことを感じる自分も消えてしまうのですから、恐怖を感じようにも感じられません」

つまり、**死は目が覚めない眠りと同じと考えると、こわいことなんかない**というわけです。

死に対する感じ方は人それぞれで、理屈ではなく「こわいものはこわい」という気持ちもわかります。

かくいう私も死ぬのはこわいです。

ただ、すこしだけ死のとらえ方を変えるだけで、死に対する恐怖が薄れることがあるのだと、多くの患者さんを見て感じました。

早めに「終活」をすませると残りの人生が充実する

「終活（しゅうかつ）」という言葉をよく耳にするようになりました。

終活とは、人生の最期に向けて行う事前準備のことですが、何かきっかけがないことには、いつからはじめるべきか悩む人も多いでしょう。

高齢者のがんは、終活をはじめるきっかけになると思っています。


がんと診断されたら、体が動き、頭がはっきりとしているうちに、身辺整理をはじめましょう。がんが進行して終末期になると、したいこともできなくなります。

早めに終活をすませることで、自分の最期または残された家族についての不安を（少なくともある程度は）軽くすることができ、**残りの人生がより充実**したものになります。

終活では、遺品整理や財産相続の手配など、亡くなった後のことを記しておくことはもちろんですが、もっと重要なのは、どう死ぬか（どう逝くか）を決めておくことです。

医師の石蔵文信さんは、64歳のときに、体調不良をきっかけに、前立腺がんが全身の骨に転移していることがわかりました（66歳で没）。石蔵さんは、余命数年の「全身がん」の宣告を受け、自らの体験や理想の「終活」について、『逝きかた上手』（幻冬舎）に書き記しています。

この本の中で、石蔵さんは、実際にがんで亡くなる時期や、どのような経過をたどるかなどのわからないことより、いつ状態が悪化してもいいように、**「最期の医療をどうしたいか」**を決めておくべきと述べています。

最期の医療とは、「死に際にどうしてもらいたいか」ということです。

つまり、**どこで最期を迎えるか、自力で食べられなくなったらどうするか、もし意識不明で病院に運ばれた場合には延命治療を受けるかどうか**、といったことです。

これらは話しにくい話題ですが、家族に自分の意思をしっかり伝えておくことや、書面に明記しておくことが重要であると述べています。

また、石蔵さんは、いつどこで倒れるかは誰にもわからないので、「延命治療不要」の固い意思を持つ人（とくにひとり暮らしの高齢者）は、胸に蘇生拒否の入れ墨をしたらどうかと提案したそうです。

これは極端な話に聞こえますが、いずれにしても、最期のときの自分の希望や選択、つまり理想の「逝きかた」をまわりに伝えておくことや、書面（エンディングノートなど）に残すことは大切だと思います。

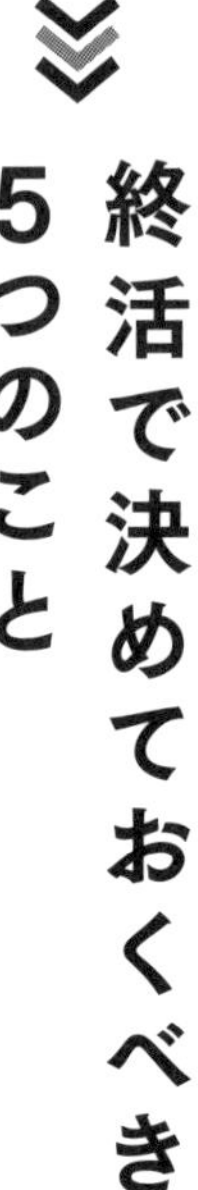

終活で決めておくべき5つのこと

最期の医療として、自分で決めておきたい項目をあげておきます。

1. **最期を迎える場所**：病院（あれば具体的な病院名）、ホスピス、施設、自宅、その他

2. **自力で食べることができなくなった場合の処置**：胃ろう（腹部に小さな穴をあけ、チューブで直接胃に栄養を注入する方法）、経鼻(けいび)チューブ（鼻から胃へチューブを挿入して栄養を補給）、点滴で水分・栄養補給、何もしない（自然にまかせる）

たとえば、頭頸部(とうけいぶ)がん（頭から首までの範囲に発生するがん）や食道がんが進行し、口から食事がとれなくなることがあります。

この場合、胃ろうをつくったり、鼻からチューブを入れて栄養を補給したりすることで、延命できることがあります。ただ、一時的なものですので、つらい時期が長びくだけの可能性もあります。こういった場合に、胃ろうやチューブの栄養を拒否するという選択肢もあります。

3. 輸血：急な出血や貧血が進行した場合に輸血をするかどうか

たとえば、消化管（胃や腸）のがんが進行すると、がんからじわじわと（または突然）出血し、貧血になったり、ショック状態におちいったりすることがあります。

この場合、輸血をすれば一時的に貧血は改善して延命できるのですが、出血が止まらない限り、何度も同じ状況になります。このような場合に、輸血を拒否するという選択肢もあります。

4. 昇圧剤・強心剤：状態が悪化して血圧が下がった場合に、昇圧剤（しょうあつざい）（血圧を維

持する薬）を使うかどうか（一時的な延命効果しか得られないことがほとんどです）

がんの終末期で、全身状態が悪化すると、血圧が下がってきます。これは、一般的には数日～数時間以内に亡くなるサインですが、家族の要望などで血圧を上げる薬（昇圧剤・強心剤）を使うことで延命する場合があります。

ただ、患者さん本人にとってはつらい時間を長くするだけかもしれませんので、ご本人の事前の意思で、血圧を上げる処置を拒否するという選択肢もあります。

5. 延命措置・心肺蘇生：心臓マッサージ、電気ショック、気管内挿管（気管にチューブを挿入すること）、人工呼吸器、気管切開（首を切開し、気管に穴をあけて呼吸の通路をつくること）を受けるかどうか

がんの終末期で、最期には呼吸と心臓が停止します。

この場合、医師が、患者さんのご家族に事前に、またはその場で心肺蘇生（心臓マッサージや人工呼吸器など）をするかどうかを聞きます。ただ、ご本人の意思で、

こういった心肺蘇生をしてほしくないのであれば、事前に心肺蘇生を拒否する旨を家族に伝えておいたり、エンディングノートなどに書いておく必要があります。

以上5つのことについて、高齢のがん患者さんは、最期はどう生きたいか（逝きたいか）を話しあう「人生会議（ACP：アドバンス・ケア・プランニング）」の機会を設けて、家族や（可能であれば）医療・ケアチームと話しておきましょう。

また、**エンディングノートに書き記しておくと、より明確に自分の意思が伝わる**はずです。

「がんと闘う」よりも「上手につきあう」ススメ

最近「がん闘病」や「壮絶ながんとの闘い」という言葉をよく耳にします。

たとえば、「芸能人の誰々さんが壮絶ながん闘病の末に死去」というニュースです。

このような言葉に表されるように、「がんとは闘うもの」という先入観が世の中にあります。がんと闘うということは、治療がうまくいったら「がんに勝った」ということになります。逆に治療がうまくいかず、不幸な結末を迎えたら「がんに負けた」ということになります。

そもそも、がんは闘うべき相手なのでしょうか。

毎日、敵である「がん細胞」を憎み、全滅させ、がんに勝つことばかり考えることが、本当の幸せや、よりよい人生につながるのでしょうか。

もちろん、「がんと闘う気持ち」が治療を続けるモチベーションや生きる力になる人は、それでいいと思います。

ただ、がんの治療では、期待した効果が得られなかったり、予期せぬ副作用が出たりすることも少なからずあります。

そのときに、「がんと闘う」という気持ちだけでは、疲れてしまい、心が折れることもあります。

ですので、私は、とくに**高齢者のがん患者さんには、「がんと闘う」よりも「がんと上手につきあうこと」**をすすめています。そのほうが気分的にも楽になり、穏やかでより充実した生活が送れるようです。

また不思議なことに、そういった考え方の人のほうが、長生きすることも経験しました。

私の担当する患者さんで、胃がんで80代の女性がいますが、彼女は決して「がんと闘う」タイプではなく、「がんと上手につきあう」タイプで、「がんになってよかった」とまわりの人や命に感謝しながら一日一日を大事に生きています。

術後10年たちますが、がんの再発はなく、元気に過ごされています。

『がんが自然に治る生き方』（プレジデント社）の著者ケリー・ターナー博士によると、がんから劇的な寛解（症状が落ち着いて安定した状態）を遂げた人々は、「がんと闘う」という攻撃的な気持ちよりも、愛やよろこび、幸福感を感じるために「今を前向きに生きる」という意識をもつように心がけていたとのことです。

高齢のがん患者さんが「がんとつきあいながら」自分らしく長生きするための秘訣について、75歳で亡くなった樹木希林さんの例をあげて考えてみます。

樹木希林さんは、２００４年頃に乳がんであることが判明し、手術を受け、その後、再発・転移をみとめ、２０１３年（70歳時）には「全身がん」であることを公表されました。このとき、がんは腸、副腎、脊髄など、13カ所にも転移していたということです。樹木さんは、仕事やふだんの生活を続ける目的で、転移に対するピンポイントの放射線（陽子線治療）など、最先端の治療を受けることを希望しました。がんを全滅させるというよりも、がんとうまくつきあいながら、ふだん通り生活し、仕事も精力的にこなしてきました。

樹木さんは、インタビューで次のようなことを語っています。

『「よくがんばっているね」と言われますが、特別、がんばっているという意識はないし、生活上で気をつけていることもありません。（中略）十分生きて自分を使い切ったと思えることが、人間冥利に尽きるってことなんじゃないでしょうか。こういう感覚をもつようになったのも、病気になって、命は限りあるものだということを認識してからです。病というものを、ただ悪いものとして生きるなんて、つまらない。』

最終的には、全身がんを告白してから5年後の2018年9月に75歳で亡くなるのですが、その数カ月まえまで元気にお仕事をされていたとのことです。

というわけで、樹木さんのこういった考え方も、全身に転移したがんとつきあいながら、長く生きることができた理由のひとつではないかと思います。
私は彼女のような生き方は理想のひとつだと感じました。

がんのメリットは残された時間があること

がんで死ぬことの最大のメリットは、もちろん個人差はありますが、残された時間があるということです。この「残された時間をどう生きるか」ということは極めて重要だと考えます。

心筋梗塞や脳卒中といった突然命を奪う可能性がある病気に比べると、**がんは死ぬまでに少なくともある程度は猶予がある**病気と考えることができます。

中には、「ピンピンコロリ」という言葉のように、あっという間に死ぬほうがいいと考える人がいるかもしれません。けれども、心筋梗塞や脳卒中などでも苦痛をまったく感じずに死ねるとは限りませんし、亡くなる場合は死に対する覚悟や準備ができていない状態で死ななければなりません。

がんの場合も急変して突然死する可能性はゼロではありませんが、全身の状態がすこしずつ変化して死に至るケースがほとんどです。

一般的に、有効な治療がなくなった場合は、がん患者さんが亡くなるまでの時間は、数カ月（長くても1年）です。医師から具体的に「余命○カ月」と宣告されることもあるでしょう。

当然、余命宣告を受けたがん患者さんは近づきつつある「死」を意識するのですが、残された時間が長いと感じるか短いと感じるかは人によって違います。そして、その貴重な残り時間をどう過ごすかは、自分次第です。

「どうせ死ぬのだから何をしても無駄」と考えて家でじっと死を待つこともできま

すし、「やり残したことリスト」や「やりたいことリスト」をつくり、今までできなかったことを実現しようと努力することもできます。

会いたかった人に会い、食べたかったものを食べ、行きたかった場所を旅行することもできます。新しい趣味をはじめることもできます。

胃がんになって手術したことをきっかけに、日本各地の温泉をめぐる旅が趣味になった70代の方がいます。

もし仮にがんで余命が数カ月だとしても、すべてをあきらめる必要はありません。

先述した医師の石蔵文信さんは、全身に転移した前立腺がんと診断された後から、一般社団法人の立ち上げなど新しい事業を展開したり、趣味の鉄道模型の組み立てを楽しんだり、新たにゴルフをはじめたそうです。石蔵さんの理想は「仕事に取り組んでいる途中で他界すること」だと述べていました。

アニメソングで有名な歌手の水木一郎さん（享年74歳）は、2021年4月、声が出にくくなる「声帯不全麻痺」の症状をきっかけに検査を受けたところ、リンパ節転移、脳転移を伴うステージ4の肺がんが見つかったそうです。

その後、水木さんは放射線と抗がん剤治療を続けながら、ステージに穴をあけることなく立ち続け、またデビュー50周年を記念したベストアルバム制作に取り組むなど、精力的に活動しました。2022年11月27日の最後となったライブでは、ステージに上がって笑顔を振りまいていたとのことです。ところが、わずか9日後の12月6日に体調が急変し、救急搬送された病院で息を引き取ったとのことです。がんとわかってからも自分の仕事に情熱を燃やし、残された時間を全力で駆け抜けた見事な生き方だと思います。

がんと診断された後、余命宣告を受けた後の生き方は人それぞれで、正解はありません。後悔のないように、残りの時間を有意義に過ごすことを考えてみることが大切ではないでしょうか。

第４章のまとめ

●「がんになったら痛みで苦しみながら死ぬ」というイメージは過去のものです。今ではがんの痛みに対する治療が進歩し、ほとんどの痛みは軽減できるようになりました

●早めに終活をすませると、残りの人生が充実することがあります。終活では、最期の医療について決めておくべき項目がいくつかあります

●高齢者のがん患者さんは、「がんと闘う」よりも、「がんと上手につきあうこと」ほうが穏やかでより充実した生活が送れることがあるようです

●がんで死ぬことの最大のメリットは、残された時間があるということです。後悔のないように、残りの時間を有意義に過ごすことを考えてみましょう

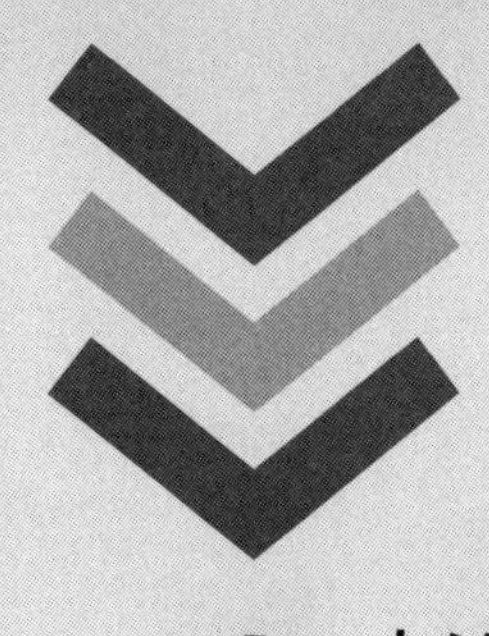

終章

高齢者のがんの真実

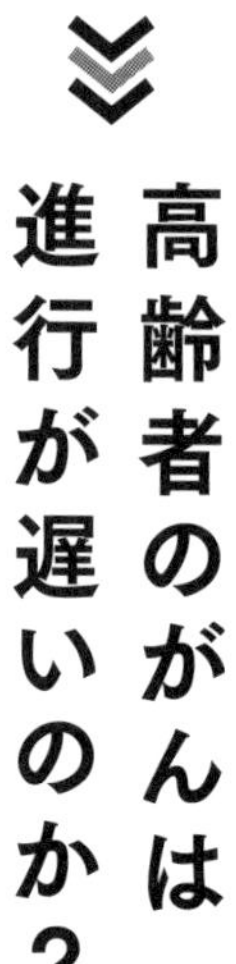

高齢者のがんは進行が遅いのか？

「高齢者のがんは、若い人のがんに比べて進行が遅いから、放っておいても何年かは大丈夫」という話を耳にすることがあります。

これは間違いで、高齢者のがんが、進行が遅いとはいえません。

実際には、がんには年齢と関係なく進行が早いものと進行が遅いものがあります。

がんの種類（部位）によっては、高齢者のがんのほうが、進行が早いという報告もあります。

がんが進行する速さを決めるのは、年齢よりも「悪性度」です。

これはかんたんにいうと、「顔つき（たちの悪さ）」のことで、がんが成長や進行（転移）する潜在能力のことです。悪性度は、がん組織の顕微鏡検査などで、医師が総合的に判断します。

悪性度の低いがんは進行が遅く、最初にできた部位（原発巣）にとどまる傾向にあります。極端な例では、悪性度のひじょうに低いがんの場合、治療をしなくても数年にわたって進行せず、命をおびやかすことがないこともあります。

一方、悪性度の高いがんでは、あっという間に大きくなったり、まわりの臓器に広がったり、遠くの臓器に転移してしまうことがあります。

がんの悪性度を決める要因を5つあげます。

1. がんが発生した部位（臓器）

がんは全身のありとあらゆる臓器に発生しますが、その悪性度（性格）は、発生した部位によって大きく違ってきます。

たとえば、甲状腺がんは他のがんと比べ、おとなしい性格のものが多く、生存率（治療の成績）がいいことで知られています。中には、甲状腺がんがあっても治療しないで長生きする患者さんや、寿命をまっとうされる人もいます。すなわち、甲状腺がんは、一般的に「悪性度の低い」がんといえます。

一方で、膵臓がんの場合、がんが膵臓の中にとどまっていることは少なく、まわりの大事な臓器や血管に侵入し、リンパ節や肝臓などに転移することが多いため、生存率はひじょうに悪いといわれています。ただ、有効な治療法が増えたため、生存率は年々改善しているとのことです。

2. 細胞（組織）のタイプ

同じ臓器から発生したがんでも、がんのもととなった細胞（組織）のタイプ（組織型）が異なることがあります。たとえば、肺がんの中にも、腺がん、扁平上皮がん、大細胞がん、小細胞がんなど、違った種類のものがあります。これは、がんになった、もともとの細胞（組織）が何だったかということです。たとえば、扁平上皮がんは、もともとは、肺の正常の扁平上皮細胞ががん化したものです。

この、もともとの細胞（組織）によって悪性度も変わってきます。たとえば、肺がんの中では、「小細胞がん」の進行は早く、発見時には他臓器へ転移していることが多いため、悪性度が最も高いといわれています。

3. がんの分化度

がんの悪性度を決める要因として**がんの分化度**があります。がんは顕微鏡の検査によって、低分化がん（または未分化がん）、中分化がん、高分化がん（または、それらが混合したもの）に分類されます。

「分化」とは、「どの程度もとの正常な細胞の特徴を残しているか」のことです。「分化度が高い」というのは、がん細胞が正常の細胞に近いということで、逆に「分化度が低い」というのは、正常の細胞からかけ離れているという意味です。

一般的に、分化度が低ければ低いほど悪性度は高くなりますので、「低分化型腺がん」は、「高分化型腺がん」よりも悪性度が高くなります。前立腺がんの悪性度を判断するグリーソン分類（グリーソン・スコア）も、このがんの分化度に基づいて決定されます。

4. 細胞増殖の速さ

がん細胞の増殖する速さが、悪性度に影響します。つまり、増殖スピードが速いがんのほうが、遅いがんに比べて、悪性度が高くなります。

この細胞増殖の速さを評価する検査として、Ｋｉ（ケーアイ）－67というマーカーがあります。乳がんなどでは、治療方針を決定するために、このＫｉ－67の検査を行います。Ｋｉ－67陽性の細胞が多いがんは、悪性度が高く、逆に、抗がん剤が効きやすいということがわかっています。

また、顕微鏡で、核が分裂しているがん細胞を数えて、細胞増殖の速さを評価する方法もあります。つまり、分裂している細胞がたくさんあるということは、増殖のスピードが速いということになります。たとえば、神経内分泌腫瘍（しんけいないぶんぴつしゅよう）では、この核分裂像がある細胞の数が、悪性度を評価するひとつの指標となっています。

5. 遺伝子変異（異常）の種類

がんの遺伝子変異（異常）の有無や、種類によって、がんの成長速度や転移する能力が違うことがわかっています。

つまり、同じ臓器・組織型のがんであっても、特定の遺伝子に変異があるかないかによって、悪性度が変わってきます。

たとえば、肺の腺がんの患者さんを対象とした研究ですが、KRAS（ケーラス）という「がん遺伝子（がん細胞の増殖をうながすはたらきを持つ遺伝子）」に変異がある患者さんでは、ない患者さんに比べて、予後が悪い（生存率が低い）ということが報告されています。

また、がん遺伝子パネル検査が普及して、いくつかの遺伝子変異を合わせて、悪性度を点数化したり、予後（生存率）を予測したりする試みも報告されています。

このように、遺伝子異常のタイプや数も、がんの悪性度を決める重要な要因といえます。

こういった複雑な要因によって、がんの進行は決定されます。

ですので、一般的には、**がんの進行は年齢だけでは予測できません。**

高齢のがん患者さんの特徴は？

高齢のがん患者さんに対する医療を検討するうえで、まずは高齢者に特有の問題点を知る必要があります。日本がんサポーティブケア学会による「高齢者がん医療Q&A（2020年3月）」で指摘されている「高齢がん患者の特徴」を参考に、わかりやすく説明します。

1. 余命が短い

当然ですが、高齢になればなるほど余命は短くなっていきます。現在の年齢から

主な年齢の平均余命

現在の年齢	男性	女性
70歳	15.84年	20.1年
75歳	12.29年	15.86年
80歳	9.06年	11.91年
85歳	6.35年	8.44年
90歳	4.33年	5.66年

「平成22年簡易生命表」(厚生労働省)の図を参考に作成。

あと何年生きられるかを示す平均余命(上の図)は、70歳の場合、男性でおよそ16年、女性で20年です。

ですから、**がんの治療がうまくいけば、まだ15~20年近く生きられる**可能性があるということです。

一方で、80歳の人の平均余命は約10年、90歳では約5年と短くなっていきます。残された時間が短いと予想される高齢患者さんの場合、生活の質を低下させるリスクのあるがん治療を受けるメリットがあるかどうかが問題となります。

ただ注意しないといけないのは、**高齢者の中でも、元気な人と状態の悪い人のあいだには、余命に大きな開きがある**ということです。

たとえば、次ページの図は、わが国の高齢者の生命表（２０１５年）の情報を基に、寿命が長かった高齢者の順に上位25パーセンタイル（第一四分位）、50パーセンタイル（中央値・第二四分位）、75％パーセンタイル（第三四分位）であった方の余命をグラフ化したものです。

たとえば、70歳の男性の余命は、元気な人（第一四分位）では21・1年なのに対して、状態の悪い人（第三四分位）では10・1年で、大きな差があることがわかります。

また、80歳の女性の余命は、元気な人（第一四分位）では15・9年なのに対して、状態の悪い人（第三四分位）では7・3年で、大きな差があることがわかります。

したがって、**高齢のがん患者さんの場合、単純に平均余命だけで治療方針を決め**

元気な人と状態の悪い人の寿命の違い

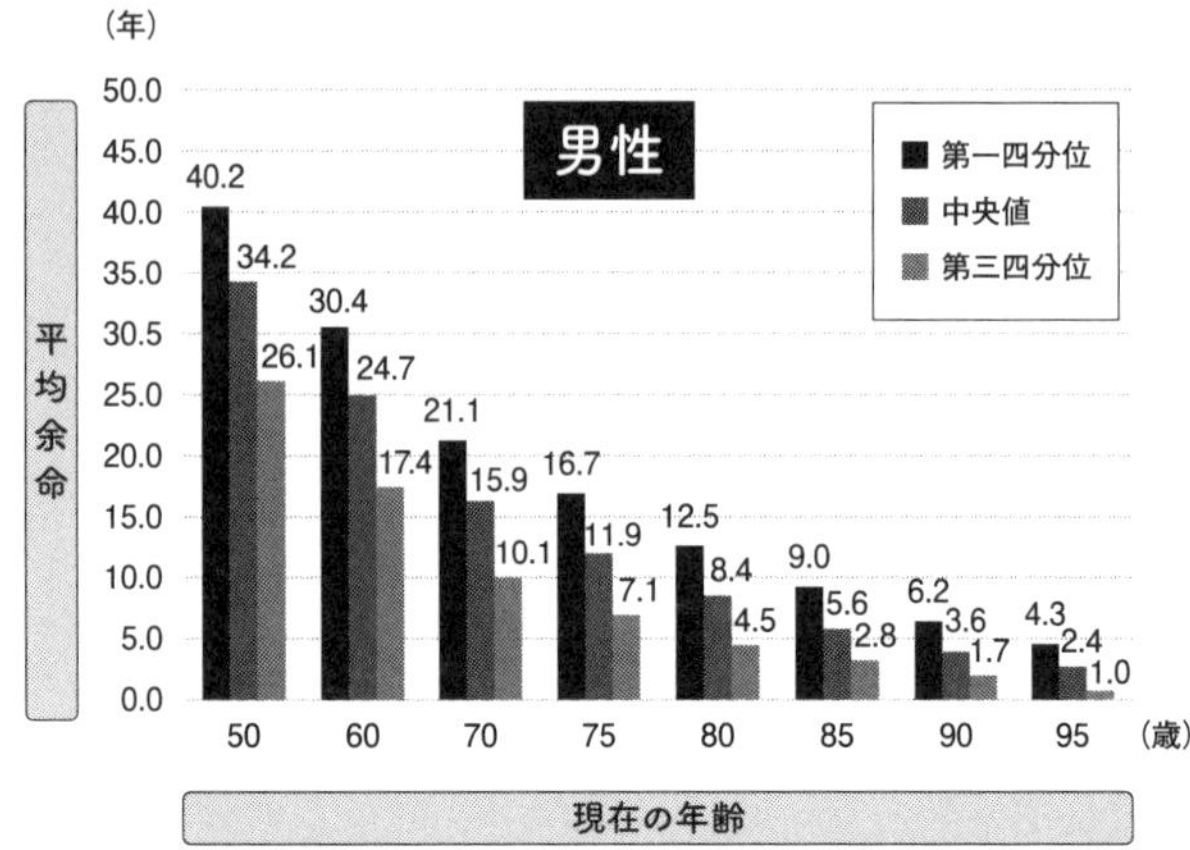

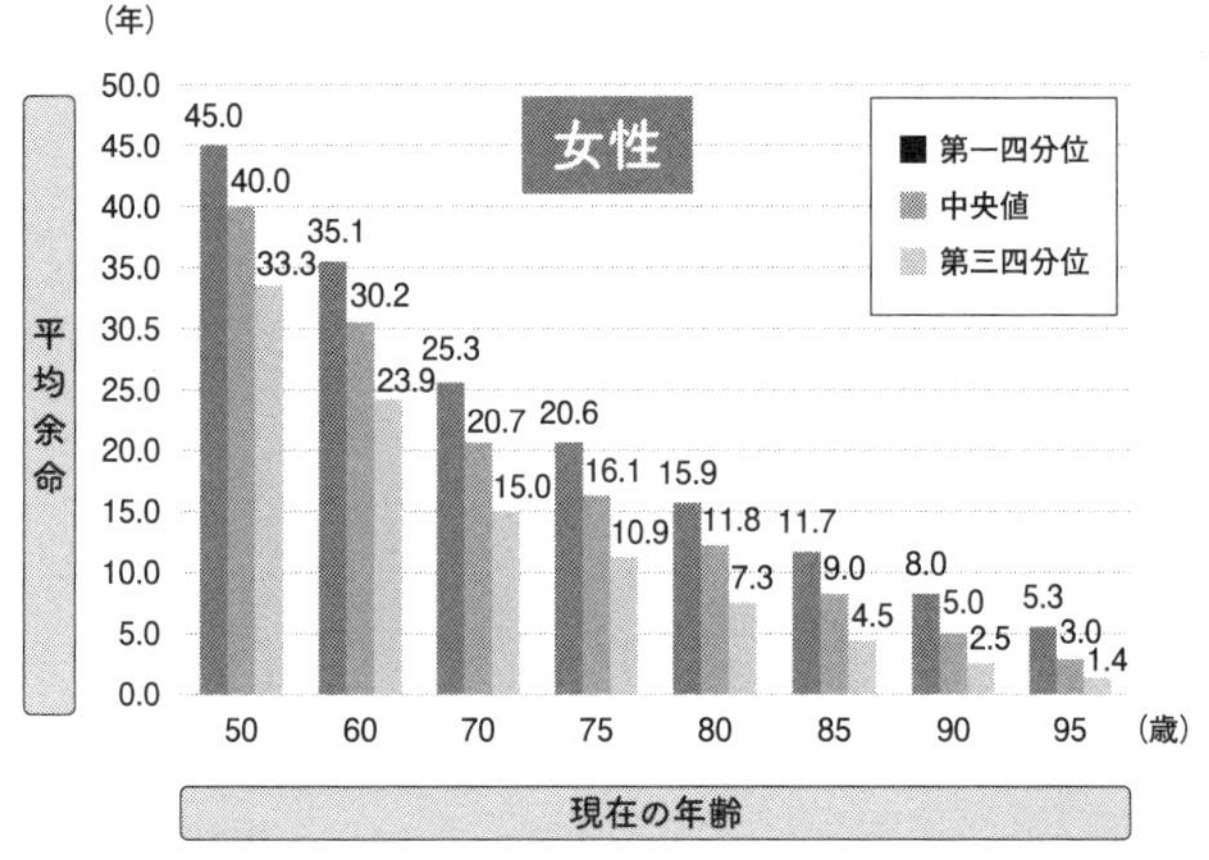

出典「がん情報サービス」(国立がん研究センター)

ることはナンセンスで、今後どのくらいの生活が期待できるかについて全身の状態をよく評価する必要があるといえます。

2. さまざまな持病を複数かかえている

高齢者では、高血圧や糖尿病、脳梗塞など複数の持病をもっている人が大半です。**がんの治療が安全に行える条件としては、大きな持病がないこと、または、持病があってもきちんと治療できていること**です。

なお、「きちんと治療できている」とは、薬などの治療で、たとえば、血圧や血糖値などコントロールできていて、どんどん悪化していない、という意味です。

たとえば、心臓や肺に大きな病気を抱えている患者さんは、手術による合併症や死亡リスクが高くなります。

持病で肝臓や腎臓の機能が悪い患者さんでは、抗がん剤による副作用が出やすくなります。したがって、持病のある高齢のがん患者さんの治療の選択肢は少なくなります。その場合も医師としっかり話し合って治療を決めてください。

3. いくつもの薬を服用している

複数の持病を抱えている高齢者では、多くの種類の薬を服用していることが一般的です。全国の保険薬局における処方調査（高齢者の医薬品適正使用の指針）によると、75歳以上の高齢者の4割が5種類以上の薬を処方されており、約4分の1が7種類以上の薬を処方されていたとのことです。

実際に、私が外来で担当している高齢の患者さんの中にも、複数の病院から処方された10種類以上もの薬を服用している人もいます。

とくに、服用している薬の数が多いだけでなく、薬の相互作用によって副作用のリスクが増えたり、間違った服用や飲み忘れにつながったりする状況を**「ポリ**

ファーマシー」と呼びます。がんの治療では、このポリファーマシーが問題となります。

たとえば、抗がん剤治療を行う場合には、常用している複数の薬との相互作用によって、抗がん剤の副作用が強くなったり、効果が減少する可能性もあります。

また、脳梗塞や心臓病のために抗凝固薬（いわゆる「血液さらさら」の薬）を服用している患者さんが手術を受ける場合、事前に中止するなど適切な準備をしないと、血が止まらずに、出血量が多くなることがあります。

このように複数の内服薬を常用していることは、がんの治療においてはさまざまなリスクになります。いつも飲んでいる薬がある場合、がん治療の担当となる主治医に薬の情報をすべて伝えることが重要です。

また、ふだんから、たくさんの薬を処方されている高齢者は、本当に必要かを医師に確認して、できるだけ減らすことを心がけるべきだと思います。もちろんかんたんではないですし、必ず医師と話し合うようにしてください。

4. 身体・認知機能が低下している（老化現象）

高齢者では、とくに問題になるのが、身体機能（体力）の低下です。身体機能の低下が著しい場合には、がんに対する治療の効果があまり期待できないばかりか、むしろ死亡リスクが高くなります。

身体機能を評価するときによく使われるのが歩く速さや距離といった「歩行能力」です。ある研究によると、歩くペースが遅いがん患者さんでは、速い患者さんに比べて、がんによる死亡リスクが2倍以上になっていました。

また、筋力の低下は、手術など体に負担のかかる治療による合併症の増加や死亡率の上昇につながります。がんの手術まえに握力が低下（男性で28キロ未満、女性で

18キロ未満）している高齢のがん患者さんでは、術後の死亡リスクが、男性で3倍以上、女性で7倍以上にも高くなるということでした。

このように、**高齢のがん患者さんでは、身体機能の低下が大きな障壁**となります。

対応策としては、第3章で述べたように、治療まえから治療中にかけて、運動することを推奨しています。

また、高齢になるにつれて、個人差はありますが、認知機能の低下がみられます。いわゆる〝ボケ〟の問題です。

実際に、高齢化人口の急速な増加に伴い、認知症の患者数も増加しています。「日本における認知症の高齢者人口の将来推計に関する研究」の推計では、2020年の65歳以上の高齢者の認知症有病者はおよそ600万人（16・7％）で、

6人に1人程度が認知症であるといえます。

認知症のがん患者さんでは、コミュニケーションがうまくいかずに医師の説明に対する理解が不十分となり、不適切な意思決定がなされることも多くなります。また、「せん妄」など治療に伴う合併症が多いといわれています。

さらに、**認知症のがん患者さんは死亡率が高くなる**という報告もあります。

そこで、高齢のがん患者さんは、認知症（または認知機能の低下）の有無で治療方針が大きく左右されます。

このように、認知機能の低下がみられる場合は、ご家族から医師への情報も重要になりますので、外来受診時に同席するようにしましょう。

5. 社会的・経済的に制限がある

がんの治療では、高齢のがん患者さんを取り巻く社会的な背景も問題となります。

最近では、配偶者と死別したり、家族と離れてひとり暮らしをしている高齢者も増えてきました。

治療中または治療後の生活には、身のまわりの世話や病院への送り迎え、付き添いなど家族の支援が欠かせませんが、こういった支援が得られない高齢者もいます。

社会的な制約は、治療方針の決定に影響します。

たとえば、**家族のサポートが得られない場合には、後遺症のリスクが高い手術など積極的ながん治療をあきらめざるを得ない**こともあります。

また、配偶者がいないがん患者の生存期間は短くなるという研究報告もありますが、社会的な背景によって治療成績（生存率）が左右されるという意味です。

また、高齢者の場合、経済的な問題もあります。

がんの治療には結構お金がかかります。医療費はがんの部位（臓器）、ステージ（進行度）、治療の内容によって大きく違ってきますが、入院して手術を受けると数十万円、外来でも抗がん剤治療を受けると1カ月あたり数万～十数万円かかることが一般的です。

がんと診断された最初の年には、平均で100万円もかかるというデータがあります。進行がんの場合、治療が長期にわたることも多いのですが、この場合には経済的な負担がさらに大きくなります。

また、最近では、がんに対して高額な薬（分子標的治療薬や免疫チェックポイント阻害薬）が使われることが多くなりました。さらに、2022年10月1日から、75歳以上で一定以上の所得がある人は、医療費の窓口負担割合が2～3割となったため、経済的負担は大きくなる一方です。

また、がん治療でかかるお金は、通常の健康保険でカバーされる医療費だけではありません。入院中の食事代や差額ベッド代（個室を希望した場合）、病院へ通うための交通費、副作用や後遺症に対するケアの出費、健康食品（サプリメント）代などさまざまな出費があります。

こういった諸々の出費は、高齢者には負担となります。

とくに、**年金で生計を立てている高齢者では、治療費をまかなえず、治療をあきらめるケース**もあります。

6．何よりも個人差が極めて大きい

以上、高齢のがん患者さんの特徴として、さまざまな身体的、精神的な機能低下および社会的制約があります。

ただ、**すべての高齢者にみられるわけではなく、個人差が極めて大きいのも事実です**。高齢であっても、若い人と遜色ない機能を保ち、社会的、経済的に自立している人も多くいらっしゃいます。

ですから、高齢のがん患者さんが方針を選択するときには、年齢だけで判断するのではなく、主治医とふだんの生活スタイルのことも含めてよく相談することが大切です。

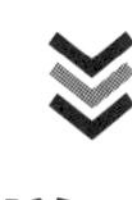

日本で高齢のがん患者さんが増えている背景

ここで高齢のがん患者さんの現状やその特徴、原因についてお伝えします。

ご存じのように、がん（悪性新生物）は、1981年（昭和56年）に日本人の死因第1位となって以降、増え続け、現在まで死亡原因のトップになっています。

では、なぜ日本では**がんで死亡する人が急増**しているのでしょうか？

この背景にはいくつかの要因があるのですが、最も大きなものは「高齢化」です。厚生労働省の調査によると、日本人の平均寿命は年々延びており、2013年には男女ともに80歳を超えました。近い将来、100歳まで生きることが当たりまえの時代が来ようとしています。

がんの最大の要因は加齢ですので、高齢になればなるほど発症しやすくなります。

日本における年代別のがんの罹患率（りかんりつ）によると、（とくに男性では）60代から増えはじめ、高齢になればなるほどがんと診断される人が増加することがわかります。さらに、高齢者では、体の中に潜んでいて発見されないがんも増えていきます。

実際に、病死した高齢者（平均年齢80歳以上）5000人以上の遺体を解剖して調べた研究によると、半数以上が体内にがんがあったということです。

がん患者における高齢者の割合も増加しています。

全国がん登録データによると、2018年に罹患した高齢者（65歳以上）のがん患者の割合は75％に達しています。今や、がんと診断される人の4人に3人は高齢者なのです。今後はさらに増えることが予想されますので、高齢のがん患者さんの増加は社会的な問題といえます。

高齢者では、どの部位のがんが多いのでしょうか？

75歳以上のがん罹患者数（2012年）を、がんの種類（臓器）別にみると、男性では胃がん（3・8万人）、肺がん（3・7万人）、前立腺がん（3・1万人）、大腸がん（2・9万人）、肝臓がん（1・2万人）、女性では大腸がん（2・8万人）、胃がん（2・2万人）、肺がん（1・8万人）、乳がん（1・4万人）、膵臓がん（1・0万人）が多いというデータでした。

若い年齢層のがん罹患者数と比べると、高齢の男性では前立腺がんと肺がんの割合が高くなり、女性では乳がんの割合が少ないことが特徴です。

75歳以上のがんの種類別の割合

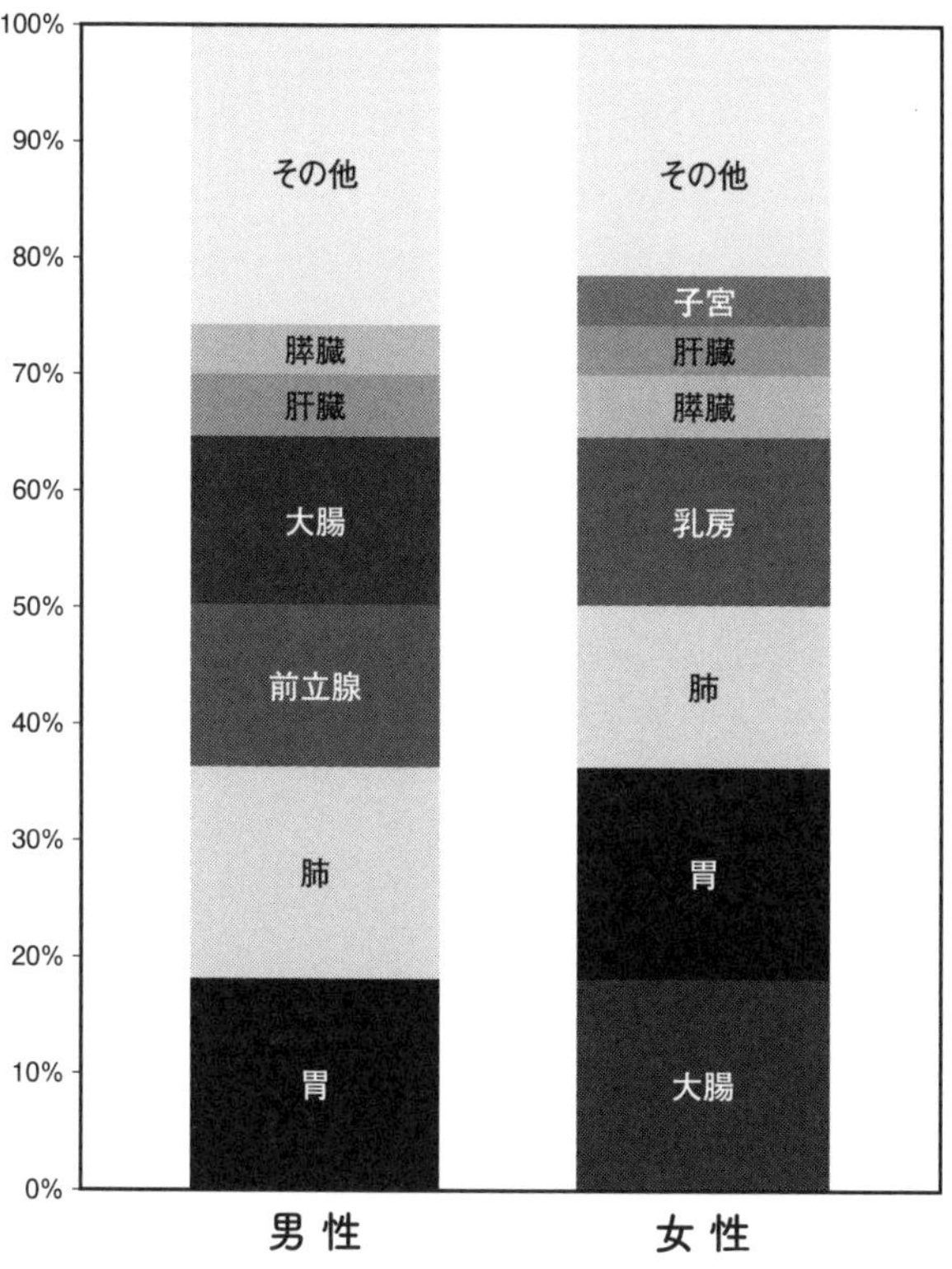

「75歳以上がん種別がん罹患者の割合(2012年)」(健康長寿ネット)の図を参考に作成

また、高齢のがん患者さんでは、身体機能の低下などさまざまな体の変化や社会的・経済的な問題が生じることが多いため、若い（非高齢の）がん患者さんとは異なる評価法や治療のアプローチが必要です。

ところが、日本では、医師のあいだでも「高齢者のがん」についての理解が不十分であり、適切な医療が提供できていないのが現状です。

その結果、治るチャンスがあるにもかかわらず必要な医療が施されないケースや、逆に過剰な医療によって命を縮めてしまうケースも見受けられます。

ですから、高齢のがん患者さんが治療の選択やその後の生活で後悔しないためには、まずは、患者さん自身が「高齢者のがん」についての知識を持ち、医師との十分なコミュニケーションを通じて、自分にとってベストの選択をすることです。

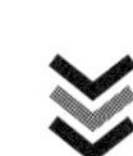

なぜ年をとるとがんになるのか？ 高齢者にがんが急増する3つの理由

なぜ、年をとると、がんが増えるのでしょうか？　高齢者にがんが急増するおもな理由を3つあげて解説します。

1．遺伝子異常の増加

がんを引き起こす直接的な原因として、遺伝子異常があります。

人の細胞は、部位にもよりますが、一生を通じて分裂を繰り返しています。細胞が分裂するときに、親の細胞から体の設計図である遺伝情報（DNA）が複製されて、子孫の細胞に受け継がれます。

このときに、一定の確率でＤＮＡの複製エラーがおこります。イメージとしては、親から子へ、手書きの遺伝情報の紙を渡しているところを想像してください。手書きなので、いくつかの文字が間違って伝わることがあるというわけです。

当然、若い人に比べて、高齢者では体のいろいろな細胞の分裂回数が多くなりますので、それにともなってＤＮＡの複製エラーも増えていきます。

ただ、ＤＮＡの複製エラーが起こっても、細胞の修復機能によってエラーが修復されるか、細胞が異常を発見して自殺することで、がんになるのを防いでいます。

ところが、複製エラーの回数が増えていくと、修復が間に合わなかったり、発見する機能をすり抜けて生き残る細胞が増えたりする可能性が高くなります。

また、ＤＮＡはつねに外からの攻撃を受けて傷ついています。

たとえば、紫外線を浴びることで、皮膚の細胞のＤＮＡには無数の傷が入りますし、大気汚染による環境中の化学物質によって肺の細胞のＤＮＡに傷が入ることがあります。当然、長生きすればするほど、このようなDNAを攻撃するものにさらされる機会や時間が増えますので、DNAの損傷は増えていきます。

もうひとつは遺伝子のスイッチをオンやオフにする「調節システム（エピゲノム）」の異常です。人のすべての細胞には2万個以上の遺伝子が入っていますが、すべての遺伝子のスイッチがオンになっているわけではありません。

体の部位（臓器）によって、ひとつひとつの細胞が、必要な遺伝子をオンにし、必要ない遺伝子はオフにしています。

ところが、加齢によって、**この遺伝子のスイッチがうまく働かなくなります。**

この遺伝子のスイッチを調整するシステムに異常が出ると、がんのリスクが高くなります。たとえば、細胞が増えすぎないように抑える遺伝子のスイッチは常時オンになっていないといけませんが、突然オフになると、細胞の増殖に歯止めがかからず、がんが発生する可能性が高くなります。

2. 免疫の弱体化（免疫老化）

2つ目の理由は、加齢とともに免疫機能が弱体化することで、**免疫老化**（めんえきろうか）とも呼ばれています。

人の体には、がんになるのを防ぐ免疫のシステムがあります。たとえば、DNA複製エラーが起こった異常な細胞（がん細胞の芽）が生まれたとしても、免疫のシステムで排除されるため、がんにならずにすんでいます。

ところが免疫機能は、40歳を境に、じょじょに低下していき、60歳を超えると、さらに低下してしまいます。免疫は、からだにもともと備わっている**「自然免疫」**と、生まれてから獲得する**「獲得免疫」**（かくとくめんえき）があります。

このうち、**獲得免疫は、高齢になると、とくに著しく低下する**といわれています。

これは、獲得免疫において重要な役割を果たす細胞のひとつ**「T（ティー）細胞（白血球の一部）」**の供給減少や機能低下が原因と考えられています。

T細胞は胸腺（きょうせん）という組織でつくられますが、20歳をすぎると胸腺は急速に萎縮（いしゅく）するために、新しいT細胞の供給が減ってしまいます。

また、T細胞は、分裂できる回数が限られていて、限界近くまで分裂した細胞は機能が衰えてしまいます。

T細胞は、がんになるのを防ぐために、なくてはならない免疫細胞ですので、T細胞の機能低下は、がんのリスクを高める大きな要因となります。

3. 老化細胞による発がん促進作用

3つ目の理由は、細胞老化にともなう発がん促進作用です。

ひとの体を構成するすべての細胞は分裂して増えるのですが、その分裂回数には限りがあります。分裂回数が限界に達した細胞には、老化のスイッチが入ります。

このとき、老化した細胞は分裂しなくなりますが、死滅せずに体の中にとどまります。この老化細胞がたまっていくと、さまざまな炎症性タンパク質や発がんをうながす物質を周囲に分泌します。このため、加齢とともに体の中に老化細胞がたまっていくと、発がんのリスクが高くなるのです。

以上、高齢者にがんが増えるおもな原因をあげました。

こういった原因を考えると、がんはある意味、避けられない「老化現象」であるといえます。

では、年をとってがんになってしまった人は、「どうしようもないこと」と、あきらめないといけないのでしょうか。むろん、そんなことはありません。

むしろ私は、高齢の方の場合は、がん告知の後にこそ、重大なわかれ道があると考えています。そのために本書を書き、とくに1～3章で対策を書いたのです。

がんの告知を受けたとしても、あわてず、あせらず、あきらめることなく、日々コツコツと本書で述べた**「がんでもあと10年元気に生きる方法」**を実践してください。そして、**笑顔あふれる老後を手に入れていただくことを切に願っています。**

終章のまとめ

●高齢者のがんは進行が遅いということはありません。がんが進行する速さを決めるのは、年齢よりも「悪性度（がんの顔つき・たちの悪さ）」です

●高齢のがん患者さんの特徴として、もともとの余命が短い、さまざまな持病を複数かかえている、多種類の薬剤を服用している、生理学的な機能が低下している、社会的・経済的に制限がある、個人差が極めて大きいこと等があります

●高齢者にがんが急増するおもな理由として、加齢にともなう遺伝子異常の増加、免疫の弱体化（免疫老化）、および老化細胞による発がん促進作用などがあります

終章

高齢者のがんの真実

おわりに　人生100年時代にどう生きる？

「今日は、手術してからちょうど10年目の記念日ですね。ぜひ、家族とお祝いしてください」

「先生のおかげで長生きできました。本当にありがとうございました」

「人生100年時代ですから、まだまだこれからですよ」

先日の外来での高齢（80代）のがん患者さんと会話の一コマですが、治療が難しいと言われている「膵臓がん」の手術から10年、再発なくこの日を迎えることができたことを一緒に祝福するとてもうれしい時間です。

この患者さんが最初に外来に来られたときには、「5年生存率が10％以下のがん」

の告知にショックを受け、「もう年なので何もできないんでしょう？　先生、私はどうしたらいいんでしょうか？」と不安な表情でおっしゃっていたことを思い出します。

今や、「2人に1人はがんになる時代」といわれています。また、年齢を重ねるにしたがって、がんになりやすくなることも周知の事実です。にもかかわらず、多くの高齢者が、実際に自分ががんとわかったら慌てててしまい、どうしたらよいかわからなくなります。

私は、医師になってからおよそ30年間、執刀医として、多くの高齢患者さんのがんを切除してきました。手術はがんを取り除くもっとも効率的な手段ですが、患者さんの体にメスを入れることは負担になります。治療がうまくいって元気に長生きされている人がいる一方で、合併症や副作用で苦しんだ末に死期が早まったと思われる人もいました。

高齢のがん患者さんは、体や心の機能低下などさまざまな体の変化や社会的・経済的な問題が生じることが多いため、若い（非高齢の）がん患者さんとは違った評価法や治療のアプローチが必要です。ところが、医師の間でも「高齢者のがん」についての理解が不十分であり、適切な医療が提供できていないのが現状です。

これは不勉強な医師側の責任も大きいのですが、患者さんも自ら情報を集めて主治医とコミュニケーションをはかり、最終的には自分の意思で判断していただきたいです。

そのためには、高齢のがん患者さんでは何が問題となるのか、どういった点に注意が必要か、そして、患者さん自身でできることはあるのか、といった知識をお伝えしたいとずっと考えていました。

これまで多くのがんに関する書籍が出版されてきましたが、広く一般の読者を対象とした本が多く、「高齢者のがん」をテーマにした本は見ませんでした。

そこで本書では、高齢者のがんについて、その特徴や治療の現状、セルフケアの重要性などをくわしく解説しました。とくに強調したいのは、「年だから」という理由であきらめる必要はないということ。

また、後悔しないためにも、患者さん自身が、医師や家族の言いなりになるのではなく、理想の生き方や価値観を大切にすべきということです。

本書が、高齢のがん患者さんやそのご家族にとって助けとなるのなら、これに優る喜びはありません。

２０２３年７月　著者記す